LENCE

&

ADDICTION

# 暴力と
# アディクション

SEIDOSHA

NOBUTA SAYOKO

信田さよ子

暴力とアディクション　目次

家族とは何か

# 暴力とアディクション

# まえがき

パンデミックの三年間が過ぎたと思ったら、円安と物価高が顕著となり、ウクライナの惨状だけでなく、ガザやイスラエルの戦闘場面がテレビから流れるようになった。マスクを外そうか迷っているうちにこれまでにない猛暑・酷暑の夏が続き、一一月というのに二五度を超える日もあった。もう私たちには「秋」は訪れることはないのだろうかと嘆いたが、おそまきながら冬が到来し、ダウンを着込む人の姿や色づく樹々の葉を眺めてほっと安心した。

ところが、年が明けた途端、元旦の夕方に能登半島地震が起き、翌日には羽田空港で飛行機の衝突事故が起きた。

「ああ、またこんな不幸が起きてしまった」という慨嘆を抱かずにはいられなかった。それらのできごとは、本書の内容と幸か不幸かシンクロしているように思われたからである。

本書は、『現代思想』に執筆した文章を中心として編まれている。

私にとって、『現代思想』への執筆は、ひとつの画期となっている。その理由を説明したい。

八〇年代から、カウンセラーでありながら、私の読むものは心理学よりも、思想系（人文科学系）

の本が多かった。もちろん『イマーゴ』（青土社刊、一九九〇年〜九六年）もその中に含まれる。難解な言葉を苦労して読み進めながら、日々のカウンセリングにおける混沌に光が差す思いをしたのは一度だけではない。何より日本の思想の最先端に触れることができているという満足感が大きかった。ひとつの頂点であり憧れの対象だった『現代思想』に、私の書いた文章が掲載されるなんて……執筆依頼を初めて受けたとき、信じられない思いがしたのである。

それまでも私は、「誰に向けて書くのか」という問いを意識していた。一九九五年に開業心理相談機関を開設して以来、来談者（クライエント）の存在が私たちにとってすべての基盤だったからだ。何より経済的な理由から、多くのクライエントの来談を確保する必要があった。一九九六年五〇歳で初めて本を刊行した動機は、クライエントを獲得するための市場開拓であったといってもいい。五〇歳にして、いわば遅咲きの年齢で初の単著を刊行したのだが、それ以降は幸運に恵まれて順調に著書を書き続けることができた。こんな本を書いている人が運営するカウンセリング機関なら信頼できる、そこなら自分の抱えている問題や苦しみを話してもいいのではないか、未来のクライエントにそう思ってもらうために書いていたといっても過言ではない。

そのために、難しい言葉をできるだけ使用しない、わかりやすく書く、伝わる表現を心掛けるといった執筆の努力を積み重ねてきた。いっぽうで、「一般書ばかり書くひと」という臨床心理学の研究者からのまなざしを感じ、思想系の人たちからは「カウンセラーでしょ」「カウンセリングや心理学は現状維持的機能しか持たない」といった視線を感じていた。もちろんこれは私の勝手な被害感かもしれないが、まんざらそうとばかりは言えない経験もあった。

『現代思想』への執筆は、そんな私の渇望感やコンプレックスを払拭するのに、大きな意味を持った。それは、哲学や社会学などの人文知に基く思想的立ち位置を問われる場であり、生硬で抽象性を帯びた言葉の駆使が許される機会と思われた。こんな表現をしても理解してもらえないのではないかという惧れを感じることなく書くことができたのだ。私自身の経験をまとめるいい機会にもなった。画期と呼んだのはこのような理由からである。

今回まとめるにあたって読み直したが、東日本大震災以降に書かれたいくつかの文章は、まったく古びた感じがしなかった。おそらくこれから同じようなことが、能登半島地震の被害によって起きてくるだろう。その意味で、残念ではあるがタイムリーだと思う。

また繰り返し登場するのが家族の暴力の問題である。二一世紀に入ってから、カウンセラーとして最も重点を置いてきたのが、ＤＶや虐待・性暴力の問題であり、被害者と加害者への対応である。なぜ私がそのような道筋をたどったかは、七〇年代にさかのぼるアルコール依存症を代表とするアディクション臨床の経験があるからだ。本書はそのような私のカウンセラーとしての道のりがよくわかる構成にもなっている。

言いかえると、それは私の考えてきたこと（もし許されるのなら思想と呼びたい）の積み重ねの道筋でもある。カウンセリングを実践しながら考え、考えながらカウンセリングを実践する。私にとってカウンセリングは、共感や感情労働ではなく、ひたすら頭を使い頭が疲れる作業なのである。そうやって考えたことを、発表する場を与えていただいた『現代思想』には感謝してもしきれない。

目の前に存在する人たちの具体的で生々しい言葉や経験が、どのように家族の歴史や権力・社会と切り結んでいるのか。そのような問題意識がカウンセラーである私を支えてきた。この職業を選んでほんとうによかったと思うのは、小さなヒントや回答の光が見えた時である。

大地に座ってはるかに高い峰を見晴るかしながら、小さな一点に過ぎないこの私に連なる歳月の歴史に思いを馳せる。半世紀にわたる実践経験をとおして私を貫いている感覚は、そのようなものである。

そんな私の思いの一端を、本書から読み取っていただければ幸いである。

聴く、見つめる、手を伸ばす

# 訪れる痛みと与える痛み

## はじめに

個人的なことから書き始めようと思う。

二〇一〇年の春、突然私は左胸に痛みを感じた。初めは気のせいかと思っていたが、坂や階段を上ったりするたびに何度もそれが反復されることで因果関係を認識した。最初の痛みを知覚してからのプロセスをまとめるとこうなる。痛みは偶発的・一過性の感覚と考える↓たいしたことはない、二度と起こらないという否認が働く↓反復されることによって否認が覆される↓反復から因果関係を認めざるを得なくなる。こうして私は「坂道を上がると胸が痛い」ということを受動的に引き受けたのである。

それは私の可能性は二つしかないことを意味した。できるだけ坂道を避けながら胸が痛まない生活を続けるか、それとも痛みをなくするために医療機関を受診し、因果関係を医師に伝え「治療」するか。前者はその場かぎりでありリスクも高い。私は後者を選択し病院で検査を受けた。その結果、心臓冠動脈の細い血管に狭窄が起きていたことが痛みの原因であることが明らかになり、無事治療を終えて胸の痛みのない生活を送れるようになった。同じような狭窄があっても中には痛まない人もいるらしい。痛むより痛まないほうが苦痛は少ないが、もし痛まなければ狭窄は進行し心筋梗塞の恐れが生じる。私の場合、左胸にあの痛みが生じたために心臓血管の狭窄が発見されたのだ。

こう書きながら、最近見たＤＶＤ『ミレニアム』（ダニエル・アルフレッドソン監督、二〇〇九、スウェーデン）に登場した主人公である女性の兄のことを思い出す。彼は無痛症であり、殴られても打たれても痛みを感じない不死身で屈強の存在として描かれていた。しかしロボットであればまだしも、痛みを感じないことが無敵だというのは、痛みに苦しめられてきた人間の描くファンタジーにすぎないだろう。痛みを感じなければ現実的には生命維持が困難となる。無痛症のひとは幼少時から舌を噛み切ったり歯を抜いてしまったりすることも起きるという。一〇年ほど前に出会ったアルコール依存症の男性は、酒害のため毛細血管の血行不良によって起きる末梢神経炎を患っていた。足先がしびれているため、知らない間に親指の傷が化膿して広がり左の膝下を切断する事態に陥った。「全然痛くないんだから怖いよね」という妙に楽天的な声が今でも耳に残っている。

苦痛さえなければ恐怖もなくなるだろうと私たちは夢想してきた。麻酔薬の発見が手術を可能にし、アルコールをはじめとするさまざまな薬物を生存の苦しみを緩和するために使用する行為も生まれた。しかしいっぽうで、痛みは人間が生存するために必要な感覚でもある。ある日突然私に訪れたあの胸の痛みは、生命維持のために発せられた信号だったのかもしれないのだ。痛みはこのように両義性をはらんだ感覚である。

## 心は痛むか？

痛みを他者に訴えると、まず「どこが」「どのように」と質問されるように、その発生の因果関係は身体に内在すると考えられている。近年「心の痛み」という表現が用いられるようになっているが、おそらくこれは一九九五年以来日本で心的外傷（トラウマ）という言葉が市民権を得て、心の傷というわかりやすい表現が多くの人たちに共有されるようになったこととつながっている。人格や性格といった概念で語られた心的現象に、傷や痛みといった身体にまつわる用語が用いられるようになったのだ。「心が折れる」という表現が多用されるのも同じ流れに位置づけることができる。心的現象や心理的経験と身体性が接合されれば、自然科学的な疑似客観性が生まれるだろう。いわば傷や折れるという言葉によって主観的経験は他者と共有可能となり、時には可視化されてわかりやすい効果を生むのだ。いわば体験のネタ化である。

このような言葉が広く用いられるようになった背景には、「自分の気持ちは自分次第」という自己責任論の定着と、それに対する反撥がある。相変わらずの前向き・プラス志向の強制の背後には、人のせいにすることへの嫌悪と憎悪が渦巻いている。

内閉的な心理学用語ではなく疑似客観性を帯びた表現を用いることで、自己責任をめぐる堂々めぐりのループを越えようとしているのかもしれない。つらいことがあって心が「折れた」り、ショックを受けて心が「痛む」ことは、自らの意志を超える経験なのだと。半ばネタにして笑いをとりながらも、裏側には一種の被害者性のアピールが働いている。被害という言葉はすでに免責性を包含している。犯罪被害者にはなんの責任もないように、痛むことに自分の責任はない。なぜなら痛みは呼んだわけではなく「訪れる」のであるから。

## 心身二元論的倫理を超える

カウンセリングにおいて痛みの問題が第一の主訴であることは稀である。精神科医が患者の身体に触れたり注射や投薬を行う権限をもっているのに対し、公認心理師・臨床心理士は面接場面においてクライエントの身体に触れることは原則的に禁じられているからだ。われわれは「こころの専門家」を標榜し、三・一一の大震災後の被災地でもさまざまな支援活動を行った。しかし医師や保健師たちの支援活動と一線を画すのは身体をめぐる援助である。血圧や脈をはかったり、食欲や睡眠の状態を尋ねるという支援の入口をもたないのが公認心理師である。これらは、身心二元論的倫理に基づいている。したがって痛みそのものをカウンセリングの対象とするためには、原則的には医療との連携が必要になる。

さて、アルコール依存症をはじめとする物質アディクションは、摂取された薬物が脳や身体に深い影響を与えていることが前提であり、先述のような酒害による身体の障害を伴っているのが常である。私はもともとアディクションをフィールドとしてカウンセリングを実施してきたため、よくも悪くも心身二元論的倫理をやすやすと超えてしまっていた。アディクションにおいて痛みやその対極である麻痺はなじみの問題だったし、妻たちの多くは酔った夫の暴力を受けて身体が傷つけられていた。八〇年代からアルコール依存症者の妻や女性のアルコール・薬物依存症者たちとのかかわりを続けてきたが、前者も後者も、つまり家族か本人かを問わず、女性たちは殴られていた。中には殴られる際に無感覚でいるために酩酊するのだという女性もいた。そこには心と身体を二元的に析出することなどできないような混沌とした世界が広がっていた。

## ジェンダーと痛み

断酒してまだ一～二週間のころは、アルコール依存症の女性たちは痛みを訴えることはない。必死で酒をやめ続けそろそろ一か月が経とうというころから、彼女たちに痛みが訪れるようになる。数え上げれば、腰痛、偏頭痛、手足の痛み、さらに生理痛、生理前の不調と続く。痛む場所も一定しておらず、もぐらたたきのようにあちらこちらと移っていくことも珍しくなかった。およそ調子のいい期間は一か月のうちで数えるほどしかないのだ。アルコールに依存していた人は鎮痛剤にも依存する危険性があるために良心的な主治医ほどその処方については慎重だった。彼女たちは鎮痛剤も服用できず、痛みに耐え続けるか、それとも再飲酒（スリップ）するかのあいだを綱渡りしているように思われた。身体の痛みがきっかけでスリップする女性たちは多く、再飲酒後に彼女たちがあっというまに崩れていく姿を目の前にして途方にくれることもしばしばだった。

そのいっぽう、男性の依存症者はカウンセリングにおいてほとんど痛みを訴えることがなかった。不眠やだるさを訴えることはあっても、つらいとか痛いという言葉は彼らの辞書に存在しないかのようだ。そのかわりといってもいいかどうかわからないが、彼らの多くは断酒して三か月ほど経つとうつ状態におちいる。カウンセリングの場でうつが苦しいとひとことも言語化することなく、ある日突然来なくなる。すると一週間後に妻から電話が入り、彼らがスリップして再入院したことを聞かされるのだった。

断酒に伴い徐々に鮮明になる痛みの感覚を言葉として表現しそれを緩和するために再飲酒する女性依存症者と、弱さにつながる情緒や痛みという感覚を言語化することなく、うつ状態から再飲酒に至る男性依存症者。この鮮明な対比に私は深く印象づけられた。

九〇年代初頭の私はまだジェンダーという言葉を獲得してはいなかったが、男女の性別を超えて依存症をひとくくりにすることはできないだろう、それにしても女性依存症者の痛みはいったいどこから訪れるのだろうと考えたのだった。

## 被害と痛み

私が再び痛みに関心をもつようになったのは、二一世紀を迎えてさまざまな被害者（DV、虐待、性暴力などその多くが女性である）とのかかわりが増えてきたからである。彼女たちは奇妙な痛み、理解不能な痛みを訴えるのだった。

来談当初は自分を被害者だと定義していない人も多い。ある女性は強い痛みから整形外科を受診した。検査の結果原因不明と医師から通告され、心療内科を受診するようになった彼女は半年後には大量の鎮痛剤を常用するようになってカウンセリングに訪れた。ろれつもまわらず仕事も休みがちな状態だったが、鎮痛剤の量を減らすと再び強い痛みに襲われるようになる。そんないたちごっこを繰り返しながら一年後にやっと薬を断つことができた彼女が語ったのは、それまでの人生におけるさまざまな被害経験であった。父からの性虐待、母からの身体的虐待、恋人からのＤＶ……彼女の言葉を借りれば、まるで暴力の見本市である。

二〇年の時をさかのぼったような感覚を覚えた私は、痛みと女性をつなぐものとしてアディクションがあり、そしてその背景には深い暴力の被害経験が横たわっていると考えざるを得なかった。二一世紀を迎えても、日本の精神科医療において女性たちの被害経験と酒や薬へのアディクションをつなぐ言葉は貧困である。人格障害、発達障害といった「治療」モデルに立脚する言葉か、よりましな言葉としてＰＴＳＤやトラウマ治療しか用意されていないのが現状だ。

## 暴力の非文脈性と痛みによる文脈化

ＤＶ被害者のグループカウンセリングを約二〇年間にわたり実施しているが、暴力を受けた場面、暴力の種類について彼女たちが具体的に語ることは少ないし、そのことをファシリテーターである私が求めることはない。まして暴力を受けたときの痛みが析出して語られることはほとんどない。被虐待経験も同様で、親に首を絞められたときの感覚や激しく折檻されたときの感覚を痛みとして記憶しているわけではない。むしろ突然わけもわからず受動的に身体を侵襲された驚き・衝撃として受け止められている。多くの経験は過去のものとして事後的に構築された記憶であるが、トラウマは過去のものにならない凍結されたままの記憶であるとされる。フラッシュバックの経験を聞いていると、痛みではなくむしろ痛みを与えられる前後の恐怖・驚愕・不安といった感覚がよみがえるのだ。五〇代のアルコール依存症の女性が、断酒一年後に、「私、本当に子どもを産んだのかって思うんですよね、それくらい出産時の記憶なんてぼんやりしてます」と語ったように、激痛と言われる出産は女性にとってトラウマになるわけではないが、人工妊娠中絶はしばしばトラウマとして語られる。

DV被害者の多くは夫に対して深い恐怖を抱いているが、それは殴られた痛みや怒鳴られた言葉の過酷さによるものではなく、突然に、彼女たちにとってはわけがわからない理解不能な文脈において生起することから生じる。虐待も同様で、子どもにとってはいつどのような時に親から食事を与えられないのか、蹴られるのかが予測できず、なぜそうされるのか理解不能だからだ。予測不能性が恐怖を増すことは、今回の大震災や津波をみればあきらかであろう。たとえば、これから殴るぞ、と宣言してから夫が妻を殴れば、妻はそれなりに防御もできるだろうし、防御しきれなければ殴られて痛いと感じるだろう。しかし、多くのDVや虐待においては殴る側（暴力の加害者）と被害者の側ではまったく異なる文脈がはたらいているために、被害者はその暴力は予測不能となる。

DV加害者のプログラムを担当していると、彼らの暴力に至るプロセスは彼らなりに文脈化されていることに気づかされる。「妻の子どものしつけがあまりにひどいと思いながらも、ずっと文句を言わずがまんしていた。ところが夕食後これまでと同じヒステリックな態度で子どもを叱るのを聞いてかっと来たんです」。

妻は夫の言語化していない思い（＝文脈）に気づいていないので、夕食後宿題をやるように子どもに説得していたところを夫から突然怒鳴られ蹴られたと思う。その際に妻は蹴られた痛みではなく、夫の言葉や行為に驚き、いっぽうで殺されるかもしれないという恐怖に圧倒される。

このような経験を重ねるうちに、家族内の暴力被害者たちは、予測不能性に伴う恐怖と、夫に「お前が悪い」と言われ続け内面化された自責感、夫の怒りを誘発する地雷を二度と踏まないための緊張感で圧倒されるようになる。夫の暴力は妻の文脈性を切断するのだ。暴力ではなく、事故でも似たようなことが起きる。知人が転倒して動けなくなり救急車を呼んだ。本人は「大丈夫です」と語ったのだが額から汗がしたたり落ちていた。救急車を待つ間に周囲の人が心配してハンカチを貸してくれた。ケガから回復して、そのことを思い出した彼女は、「あの時私はものすごく痛かったのだ」と気づいたという。事故は覚えているが、痛みの感覚は記憶の外部にとどまることになる。

つまり暴力による痛みは、事後的に「痛かったのだ」と文脈化され初めて経験されることになる。言い換えれば、暴力が経ち切った文脈は、事後的に感取された痛みによって再び文脈化するのである。後述する自傷行為も文脈性という視点から説明できるだろう。

## 過去から訪れる痛み

多くの依存症者は、アディクションが止まってから痛みを訴えるようになる。摂食障害者も過食嘔吐の症状が消失してから身体のあちらこちらが痛むようになる。暴力被害者は、DVや虐待の脅威がなくなり危険性が去ってから痛みを訴えるようになる。なぜなのか、どうしてその最中には痛まないのかについて、『その後の不自由』(医学書院、二〇一〇)では当事者の体験も含めてリアルに描かれている。

あるDV被害女性は、夫と別居し、調停で婚姻費用を獲得し生活の安定が見込めるようになってから「痛み」始めた。それもかつて夫から殴られた部分が今になって痛むのだ。

ある女性は、性的に貶め首を絞めようとした母親のもとから決死の覚悟で脱出した。ウィークリーマンションに住むようになってから全身に痛みを感じるようになった。整形外科医を受診しレントゲンを撮っても腰に異常はないのに、絶えず腰が痛い。腰が少し楽になると偏頭痛に悩まされる。まるで全身をぐるぐる巡るように痛みが移動した。それでも彼女は鎮痛剤は最低限の量に抑えている。

このような被害者たちの痛みについて、二つの仮説を立ててみよう。

一つは、被害を受けた時は恐怖・驚愕によって一種の解離が生じ、痛みを感じなかった。暴力の脅威が去ってから解離状態も消失し、棚上げにされていた宙吊りの痛みがよみがえって訪れるのではないか。宙吊りとはトラウマの外部に存在する痛みのことである。先に述べたようなトラウマの外部に位置する痛みの感覚が、切断された文脈をつなげる役割を果し、それによって新たな文脈化が生じる。こうして痛み始め、痛みが訪れることになるのではないだろうか。「なんだか宿題をやってないみたいな感じだったんですけど」という彼女たちの言葉は、切断されていた文脈が新たにつながり始める感覚を表しているのだろう。

## 痛みと承認

もう一つの仮説は、痛みを痛みと感じるには承認が必要だという仮説である。

あまり知られていないことだが、ＤＶ被害者は殴られた瞬間に「私はＤＶ被害者だ」と自覚するわけではない。驚いて茫然とするあまり無防備な状態になり、そこに殴った夫から「お前が悪いから」「生意気だから」という言葉が注ぎ込まれる。その説明は妻の頭に沁みとおっていき、すべて夫の言うとおりだと思うだろう。繰り返し夫から説明される言葉は一種の洗脳効果を生み、夫は被害者であり悪いのは私であり加害者なのだと考えるようになる。このようにして構築された世界を生きながら、それでもほんとうに私だけが悪いのだろうかという微かな疑問や不整合・納得のいかなさを彼女たちは胚胎している。人間として生きる最低限のプライドがそれを支えているのだ。

彼女たちのプライドは人権意識と同義であり、それが夫による定義とは正反対の「ドメスティック・バイオレンス」（被害者は私だ）という言葉との出会いを召喚する。その内的世界は夫の言葉を内面化した自己責任（私が殴らせた、悪いのは私だ＝加害者）感と、被害者は私だという免責性を求める感覚とのあいだで引き裂かれ葛藤し揺れ動く。その不安定さゆえに、自己定義を肯定する他者が必要となる。

自分を被害者とする定義を受け入れたとき、そして他者から被害者である自分を承認されたとき、痛みの感覚が訪れる。訪れる痛みは受動的感覚である。あらゆる被害は受動的であり、受動的であることにおいて被害者を免責する。つまり被害者と自己定義すること、被害者であると承認されることが、受動的感覚である痛みの訪れを肯定することにつながるのではないか。「私の体は痛い」と感じるには、訪れた痛みを受けとめ、そう感じることへの承認、被害者であることの承認が必要となる。

承認するのは他者なのか自分なのかという問いにあまり意味はないだろう。グループカウンセリングを実施していて感じるのは、自己承認したいと思うひとがグループを利用するということだ。たとえば、自分は母親からの支配に苦しんできたという感覚を承認されたいからグループに参加するのであり、アディクションの自助グループでは、今日一日のクリーンを他者から承認される。このように、他者に承認されるという道筋をたどって自己承認に至る。つまり、自己承認とは自己完結的ではないのだ。したがって痛みも、グループでとりあえず痛いと発言してそれが他者から承認されることで、いっそう痛むのではないだろうか。訪れた痛みを痛みとして承認する（される）ことによって、これらの痛みは、時間とともに少しずつ薄皮をはぐように減衰していくのが常である。

痛みとはこのように個人の身体に内閉されたものではなく、痛いと感じる自分が他者から承認されることで痛むものである。それは被害者であることの自己承認、他者からの承認とパラレルなのである。

## 痛みを与える

さて痛みについての仮説に関してはどうしても欠かせない行為がある。それは自傷行為である。本稿ではその病理性を明らかにすることが目的ではなく、痛みの能動的な機能について示唆に富む行為としてとりあげる。

すでに自傷行為については多くの専門家の論考があるが、印象的な例を上げる。

五年ほど前に摂食障害で体重が三〇キロを切ってしまったほどの女性がいた。音大卒の彼女はカウンセリングにやってくる際も、地下鉄のホームで電車の風圧でふっと体が浮き上がってしまったり、真夏の炎天下を歩きながら明治通りでふらふらと倒れてしまったりといったアクシデントが続いた。

何より私が困っていたのがリストカットである。左手の手首から下には何本もの切り傷があり、治りかけると瘡蓋をはがしてまた切るといった行為を繰り返していた。これまでの経験から「やめましょうね」などと言ってもなんの効果もないことを知っていたので、思い余った私は「死なないように切ってね」と言った。

その後の経過は省略するが、ピアノを学びなおすために彼女は一人暮らしを始めた。親は迷ったが「この子は死ぬかもしれないが、それでもやりたいことをやらせてみよう」と覚悟して家を出した。その後極限までやせ、栄養不良でむくんだ足のあちこちから歩くたびにピューッと水（内分泌液だろう）が飛び出るまでになった。身体的に限界がきたと思った彼女は自ら救急車を呼び内科病院に入院した。病室には高齢女性が多く、その人たちは病院食を毎回両手を合わせおがんでから食べていた。そんな姿を見るうちに、彼女は少しずつ食事が摂れるようになった。こうして回復し始めたのである。

先日四年ぶりに会う機会があった。結婚してふっくらした彼女が笑いながら言った。「ときどき夏になると腕の傷痕を見るんですよ。もう一度切ってみようかなんて思うんですけど、たぶん痛くてだめですね」。

手首を切りたくていつもカッターを持ち歩き、トイレで切っては一息ついていたころの彼女を思い出して思わず私も笑ったのだが、痛みの感覚が個人においても時期によって大きく変動するのだと思った。

首やもも、上腕部や首の一部を切ったり、爪で皮膚を傷つけたり、髪を抜いたり、頭を壁にぶつけたり、腿を叩いたりすることが、確実にもたらす効果がある。手首を切ったあとは「このうえなく安らか」になる。中には三か月に一度手首を切って、それから二日間ぐっすり眠ることで仕事を続けていられるという女性もいるほどだ。一見自己破壊的な自傷行為が自己治療と言われるのはこのような理由からである。

すでに述べたように、痛みは切断された文脈をとり戻す力をもっている。自傷の痛みを与えることは、従来の生の文脈が悲惨で出口がない人ほど大きな意味がもたらされることになる。たとえば、自我の拡散を防止するために、感覚を鈍磨させなければ生きられないひとたちの覚醒のために、思考回路がぐるぐる巡り出口がない状態から脱出するために、自傷行為は実施される。もしくは耐えられないほどの心理的苦痛に対して、身体の痛みを与えることで相対的に苦痛が緩和される効果を求めることもある。奪われた身体感覚を取り戻すために行われることもあろう。自分という存在が許せず、罰しなければならないという強迫的な思いに駆られて実行されることもある。

自傷はこのように多様な効果をもたらすが、それゆえに容易に嗜癖化・習慣化し、時には自分の生命を危機に陥れることは言うまでもない。

前節で述べた訪れる痛みに対して自傷による自ら与える痛みは、はるかに能動的である、しかし、他者承認を経ないぶんだけ生死の境界を越える危険性と隣り合わせであり、生存を維持する目的が死への道程に転換するパラドックスもはらんでいる。カウンセリングで、このように痛みを与えることでしか生きられない人たちに出会うたびに、私の胸も痛む思いがする。

### 否定される痛み

承認される痛みの対極には、痛むことが承認されず否定され続けて育つ子どもの姿がある。幼い子どもが転んで泣いているとき「痛いの痛いの飛んでけ〜」とさする母親の姿を想像してみよう。

子どもたちはその言葉で痛みがどこかに飛んでいくように思い、泣きやむのかもしれない。そこには痛みの承認がある。

ところが親によっては「痛くないよ」「痛くないんだから泣くんじゃない」と言う。このように痛みを痛みとして承認されずに育つ子どもがいる。痛いと感じる子どもの感覚を否定することで、もしくはその感覚に「痛み」という言葉を与えずに、感覚の主体の座を親が奪うのだ。親が感じさせたくない感覚は奪われ、感じさせたいように子どもは感じ、結果として子どもの痛みは消失する。中にはこれを解離や麻痺と解釈するひともいるだろう。中には、子どもから痛みの感覚ばかりではなく、疲労感や、食欲すら奪う親の言葉がある。

転んで痛いから泣くのは当り前ではない。自分の体験・主観的経験が幼いころから親によって承認されないどころか奪われ続けることがもたらす感覚の喪失感は実は多くの人にみられる。これらは広義の虐待と呼ばれるべきだろう。

カウンセリングにやってきて、「つらい」とか「いやだ」と感じてもいいのでしょうか、指を骨折したんですが「痛い」って言っていいんでしょうか、と語るのだ。DVばかりでなく、虐待の被害者もまた痛みに対する承認を必要としている。言葉を獲得する幼児期から感覚を（つまり感覚を表す言葉を）奪われてきた人たちにとって、痛みと名づけられそれが承認されることは生存の基本をとり戻すことを意味する。

## おわりに

飛躍するかもしれないが、二〇一一年の東日本大震災に際して多くの人たちを席巻した「不幸の比較」と主観的体験の剥奪はつながっているように思われる。自分が不安であること、つらいことを「被災地の人と比べれば」という比較によって否定し、承認できない人たちが膨大に生み出され、自分の不安や苦痛を表現する人を不謹慎だとバッシングする言説も生まれた。巷にはそんな言動を監視する視線が満ちているような重苦しさが満ちていた。あの「自粛」という空気の底には、主観的体験が自分より不幸な人との比較・相対においてしか承認されないのではないかという恐れがあった。その感覚と、すでに述べてきたさまざまな暴力の被害者のそれとは大きく重なっている。今こそ、私たちは痛みについて向き合うべきだろう。

自分の痛みは自分のものであり、訪れる痛みを受苦すること。そしてそれが痛みであると他者に承認されること。しかし他者に剥奪され侵入されてはならないこと。

痛みは、自我や自己と呼ばれる文脈化され構築された主体の基底を支える土台なのだ。過去と現在、身体と心をつなぎながら、決して歓迎されることのない感覚として痛みは私たちを訪れる。


**参考文献**

A・カーディナー、中井久夫・加藤寛共訳『戦争ストレスと神経症』みすず書房、二〇〇四年

J・L・ハーマン、中井久夫訳『心的外傷と回復』みすず書房、一九九六年

E・J・カンツィアン＋M・J・アルバニーズ、松本俊彦訳『人はなぜ依存症になるのか――自己治療としての

アディクション』星和書店、二〇一三年

# なかったかのように

## はじめに

最初に原稿を依頼されたとき、あの日から起きたすべてのことは、あまりにも大きくあまりに深い経験に思え、何も書けない気がした。気がつくと私の頭の中の年表は二〇一一年がひとつの起点になっていて、日本史の「後三年の役」のように、震災後三年のように数えているのだ。漬物好きな私は、夏はぬか漬け、冬は白菜漬けに励んでいるが、本当においしく漬かるには、発酵のための時間と温度や湿度といった環境的条件が必要となる。あの震災および原発事故について語るには、どれほどの時間と条件が必要なのだろうか。まるで見当もつかない。そう書きながら私の頭の中に浮かんできたのは否認という二文字だった。アルコール依存症に関する教科書には定番で登場する言葉だが、否認とは、簡単に言えばあったことを「なかったことにする」ことである。これをキーワードにして、カウンセリングの経験を参考にしながら思いつくままに述べたい。もちろんプライバシーに配慮して、細部は変更していることをお断りしておく。

## 声をひそめて

カウンセリングに訪れる人たちの住まいは、首都圏だけでなく、新幹線で日帰り可能な地域である新潟、長野、青森、大阪、和歌山までを含む。

東北のA市に住むKさんは、小学五年の長男の不登校と暴力の問題で来談していた。震災後彼女たちは一家そろって、夫の親族の住むニュージーランドに移住を試みたが、長男が学校でいじめに遭い結局半年で帰国した。そのことがすべての挫折の原因だと、長男は両親を責めるようになったのだが、彼女はひとことも震災や原発事故のことを語らなかった。もちろん私のほうからもわざわざ触れることはなかったが、三回目のカウンセリングで、小中学校の夏休みの自由研究がとても大変だと語った。子どもたちの研究課題に、放射能という言葉を入れてはならない、A市が福島原発事故の影響を受けていることをにおわせてはならない、という暗黙のタブーが存在するのだという。それは誰が言うともなく全員が共有しており、もうあれは終わったことだ、もう大丈夫だ、まるで原発事故なんて「なかったかのように」考えなければならないのだった。彼女は、狭いカウンセリングの部屋の中にもかかわらず、声をひそめて、まるで内緒話のようにそう語るのだった。

彼女の言葉を聞きながら、震災の五か月後にA市を訪れたときのことを不意に思い出した。新幹線を降りて駅前広場に出た瞬間目にしたあの異様な明るさと、街全体から発せられるどこか急き立てられるようなエネルギーが私を襲ったのだった。

その後Kさんの息子は私立の中学校に入学し、一家はそのままA市での生活を続けているという。

## 原発事故避難者たち

ある日、震災を境に娘一家とともに北関東から沖縄に移り住んだ女性が、二五歳の娘との関係に困って来談した。彼女は、放射能事故避難者アンケート[1]に協力していた。彼女の話を聞きながら、何人かの女性たちが原発事故後に西へ南へと避難していったことを思い出した。多くは子ども連れで、そのまま西日本や九州・沖縄に定住したり、夫とは別居したりのちに離婚した人たちもいた。沖縄の知人から、避難した人たちと地元の人との軋轢めいたエピソードを聞かされていたこともあり、その後の彼女たちがどのように暮らしているのかに関心を抱いていた。その後二〇一五年一〇月のアンケート報告書を入手することができ、それほど厚くない冊子から二重三重に困難を極める避難の実態を知ることができた。許可を得てその概要を紹介する。

九四家族二六四人が調査対象である。福島県からの避難者はすでに別途アンケートや調査が行われているために、本調査には回答していない可能性もあるが、もっとも多かったのが東京都からの避難者であり、千葉、宮城、神奈川県と続く。そのほとんどが子どもの健康のために、もっとも放射能の影響の少ない沖縄に避難したと述べている。関東圏の避難者は、子どもと母親だけという暮

（1）原発事故避難者アンケート報告集、沖縄原発事故避難者アンケート委員会、二〇一五

らしが多く、夫は本土に残留している。そのような家族の中には離別している人たちもいる。おそらく放射能による健康被害、子どもへの影響についての意見が夫と妻では食い違っていたからだろう。そして避難者たちのもっとも大きな不安は、生活苦であった。物価は確かに安く、海は美しいけれど、仕事をしようにもあまりに安い時給に驚き、蓄えがいつまで続くのかという不安をほぼ全員が表明している。

アンケート調査に協力した彼女によれば、調査を依頼された知人の中には自分が原発事故による避難者であることを隠しており、そのために協力を断った人もいたという。福島県からの避難者はよくも悪くも承認された存在として沖縄でも受け止められるが、それ以外の（主として首都圏からの）避難者は、やむにやまれぬ避難というより、自己選択による避難として受け止められているようだ。避難者自身も、夫や周囲の反対を押し切って子どもの健康のために避難したのは自分であり、だからこそ沖縄での苦労や生活上の困難は自己責任であり、誰に訴えることもできないと考えているようであった。おまけにもともと住んでいた場所を訪れると、故郷を捨てた、過剰反応だ、風評被害に過ぎないといった批判を直接・間接に受けることもあるという。そんな避難者は果してどれくらい存在するのか。多くは暗数としてつかみきれないのが現状だろう。まるで平家の落人のように暮らしながら、そもそもの避難を「なかったこと」にしている人たちは、沖縄だけでなく、九州や中国地方にまで及ぶのではないだろうか。

彼女自身も、避難を拒否している夫との今後に揺れている。震災直後は「人生観が変わった、仕事に何の意味があるんだ」と連日被災地のボランティアに出かけていた夫は、今では毎週末ゴルフに出かけて、まるで3・11のできごとが「なかったかのように」過ごしているという。沖縄から自宅に戻るたびに「神経過敏」と言われ、娘のことを相談することもできない。もう二人のあいだの溝は埋まらないのではないかと感じている。

## 記念日反応

この言葉は、援助者のあいだではよく知られており、カウンセリングでは珍しい事態ではない。大きな出来事が起きた日が近づくと、さまざまな負の反応が起きることを指す。

二人の女性の例を述べよう。

今から一五年ほど前お会いした、当時六〇代の女性Aさんは、再婚した二〇歳年下の夫が交通事故で亡くなった喪失感から来談された。数回お会いするうちに、急に遠い目をしたAさんは、左半身の痛みについて語り始めた。

毎年八月九日の長崎原爆投下の日が近づくと左半身の痛みが始まり、その苦痛は当日にピークに達する。まるで熱い塊が体の表面を転がっていくような感じで、九日を過ぎると徐々に治まっていく。いつから出現したか定かではないが、姉を原爆で亡くしてさまざまな苦労をし、東京の大学に進んだころからではないかと思っている。最初は理由もわからずいろいろな医者を転々とし、東洋医学に頼ったりしたが改善しなかった。結婚しても変わらない症状を何とかしようと思い、誰に言われたわけではないが、日記に痛みの記録をつけることにした。そうするうちに自分の痛みは長崎原爆投下による被爆体験とつながっているのではと思うようになった。もうずっと昔のことなのに、なぜ今まで苦しめられなければならないのか、Aさんはひどく腹も立ったし痛みが和らいだわけでもなかった。しかし、左半身の痛みと自分の人生がすべて変わってしまったあの日をつなげてとらえられるようになったことはよかった、と少しずつ考えられるようなった。記念日反応という名前も知った。そして今では、その痛みを「忘れるな、決して忘れるな」というメッセージではないかと考えている。

三〇代の薬物依存症の女性Bさんは、阪神淡路大震災から一〇年近く経ったころにカウンセリングで出会った。神戸出身で当時東京の大学三年だった彼女は、アパートの自室で震災が起きたことを知った。家族とは連絡がとれず、交通機関も途絶していたあのころのことはぼんやりとした記憶しかない。両親は命に別状はなかったが、自宅は半壊した。父親はその日愛人宅に泊っており、激震で倒れた家具にはさまれて、足を骨折した。何とか駆け付けた彼女は、半狂乱の母と身動きの取れない父を見た。幼いころからの両親の不仲、親からの身体的虐待の記憶は鮮明だったが、傾いた三ノ宮のビル群を見ながら、自分の家族も同じように崩壊していくのではないかという感覚に襲われた。それまでも過食・嘔吐をくり返していた彼女は、震災後坂を転がるように精神科の処方薬依存を深めていった。薬を飲んでいる時だけ深呼吸ができ、眠りに就け、一人前に他人と付き合える気がした。震災も家族の記憶も、すべてが「なかったこと」にできるのだった。クリニックの待合室で知り合った男性から覚せい剤をすすめられ、摂食障害と覚せい剤依存で身動きがとれなくなるのに、それほど時間はかからなかった。

泥沼のような五年間を経てカウンセリングに来談し、その後薬物依存症の自助グループ（NA＝ナルコティクス・アノニマス）に参加するようになって、なんとかクリーン（断薬）を維持できるようになった。多くの依存症者が、依存対象である物質や行為（ギャンブルなど）を断った後で、深いうつに襲われることがある。彼女の場合は、それほど深刻なうつ状態もなく推移していたが、なぜかお正月が終わるころから猛烈に薬への欲求が高まるのだった。そればかりでなく、テレビで阪神淡路大震災という言葉を見聞きすると、同じように薬物への渇望（クレービング）が起きるようになった。自助グループのメンバーから「それって記念日反応じゃないの」と言われ納得したBさんは、毎年お正月が過ぎるころにはかかりつけの病院に自分から入院することでスリップ（薬物再摂取）を防いでいる。

## 下方比較の国

東日本大震災が起きた当時、私は『母が重くてたまらない——墓守娘の嘆き』（春秋社、二〇〇八）の続編を執筆中だったが、ぱったりと筆が止まってしまった。連日テレビから流される被災地の状況に圧倒されてしまったこともあるが、何より大きかったのはあの「空気感」だった。被災地において略奪や暴動が起きなかったことを称賛に値するという海外の報道があったが、そのような秩序維持的で互助的な行動と、あの空気感とは表裏一体に思われた。強いて言えば、昭和天皇が亡くなる前後と酷似していた。ＪＲの駅や街角、居酒屋、スーパーマーケットといったあらゆるところにその空気は満ちていた。大声で笑うことも「被災地」のことを思えば許されない、夜一〇時を過ぎてまで酒を飲んでいるなんてけしからん、といったまなざしや、「自分たちより不幸なひとたち」のことを思えば我慢しなければならない、という暗黙の強制が、空気の中に充満しているようだった。おそらく「戦地の兵隊さんのことを思えば」という戦時中の華美を慎む空気とそれは変わらなかっただろう。

自分より力のある人と比較をしてそれに近づこうと努力をすることを上方比較というが、より不幸で力のない人と比較をすることを下方比較と言う。ほどこしや思いやりの多くは下方比較によってもたらされるのだが、見方によっては、苦しいとかつらいという自分の主観や感情を「もっとつらい人がいる」という比較によって否定し我慢を強いるのだから、非人間的だと言ってもいいだろう。当時の東京にはまぎれもなく下方比較による暗黙の監視と強制が満ちており、おまけにそれは誰かの指示によるものではなかった。そんな得体のしれない恐ろしさが、私を弱らせるのだった。

テレビからあらゆるCMが消えたのに代わって登場したのが、公共広告機構＝ACの映像だった。親が子の手をつなぐ、階段を上がる高齢者の手助けをする若者……といった数パターンが、被災地の報道の合間に繰り返し流された。震災による建物の倒壊、津波被害の映像、増え続ける死者の数、そして福島第一原子力発電所の事故と放射能飛散のニュース……関東以北の人たちにとっては、この国がどうなってしまうのか、自分たちの住んでいる世界が壊れてしまうのではないか、空気や水はどうなるのかという生存不安までも抱かせられる毎日だった。そんな視聴者を鎮静化し慰撫するにはどのような映像が有効か。おそらく政府と多くの広告代理店は協力して必死で考えたに違いない。そのために選ばれたのが、高齢者を助け、母と子が手をつなぐ映像なのだった。富士山や桜の映像ではなく、夫婦の支え合いでもない。弱った人への「おもいやり」と親子の「絆」こそがこの国の危機を防ぐ象徴だと考えられたのである。

## 家族像の慣性と副産物

私が書こうとしていた続編は、そんな「絆」への挑戦であった。家族においてもっとも称賛される親子＝母娘のそれを問い直す一冊になるはずだった。書けなくなったのは、たぶんあの瀰漫《びまん》する空気感やテレビで流される絆礼賛の巨大さに抗する自信がなくなったからだ。誇大的かもしれないが、書こうとすると「非国民」とでも言われそうな気がしたのである。とにかく怖かったことだけは覚えている。

『さよなら、お母さん——墓守娘が決断する時』（春秋社、二〇一一）という一冊をなぜ書き上げられたかといえば、編集者をはじめ多くの女性来談者（クライエント）による励ましだった。背後で応援してくれる人たちの存在と気配がなければ、親子の絆が無謬で最高の価値だという空気に抗して書くことは不可能なことだった。

地域共同体や家族の絆の崩壊といった聞き飽きた評論が色あせるほどの映像が、テレビから繰り返し流された。美しく涙の出るような家族像のオンパレードに、私は家族像の慣性を見た。慣性とは、外からの力に対抗して従来の状態を維持しようとする傾向のことだが、震災後このような慣性が、絆という言葉とともに強く働いたのだろう。災害という外的な脅威に対抗すべく、従来・旧来からの傾向を強めることで危機を乗り越えようとしたのである。

慣性が働けば、旧来の価値の復権と強化による抑圧はさらに強まり、伏流していた問題は顕在化することになる。

また防災意識の高まりは、家族の安全確認や避難グッズが欠かせないという一種の強迫を生み、否が応でも家族を見つめざるを得なくなったのだ。自分にとって家族とは何か、自分を守ってくれる家族はいるのだろうか、絆を確認しあえる家族とは誰なのか、と問い返さない人はいなかっただろう。家族について「なかったこと」にして、考えないようにしてきた人たちも、あきらめてふたをしてきた人たちも、今一度家族の「絆」を問い直すことを強いられただろう。中でももっとも身近な母との絆について。

二〇一二年三月、『ポイズン・ママ――母・小川真由美との40年戦争』(小川雅代、文藝春秋)、『母がしんどい』(田房永子、KADOKAWA/中経出版)の二冊は、その後続々と出版されるようになる当事者本の皮切りであった。毒母、毒親といった言葉が女性誌やネット上の見出しに踊るようになり、多くの共感を呼ぶことでその動きはさらに広がっていった。この二冊は、私が恐ろしくてなかなか書けなかったあの時期と重なりながら企画・出版されたに違いない。それは偶然とは思えず、そこには大きく東日本大震災後の状況が影響していると考えざるを得ない。家族の慣性と絆の強調が生み出した副産物として、娘たちに潜在・伏流していた母との関係が、一気に噴出したのだ。「なかったこと」にはできない娘たちが、母親や自分の経験について語るという流れがここから始まったのである。

## 否認の罪

一九九五年、阪神淡路大震災を契機にＰＴＳＤとトラウマという言葉が広がり、被害の実体化や証明が可能となった。アダルト・チルドレンという言葉が広がったことと、二〇一一年の東日本大震災の翌年に出版された娘たちの当事者本の潮流は符合していると思う。しかしそのいっぽうで、多くの惨禍を「なかったこと」にしようとする試みが生じる。そのひとつが記念日反応に登場したＢ子さんにみられるような、アディクション・依存症である。個人では到底抱えきれないような苦悩や痛みに直面したときに、物質（アルコールや薬物）や行為のプロセス（ギャンブル・ゲーム）などによって、束の間のその時間だけは痛みを感じないでいられることに依存し嗜癖する。その痛みが深ければ深いほど依存形成に要する時間は短い。逆説的ではあるが、その人たちはアディクションによって生きるのである。

白井聡の『永続敗戦論――戦後日本の核心』（太田出版、二〇一三）は、三月一一日の原発事故後の日本への思いから書き進められている。敗戦の否認と震災後に生じた多くの否認はたしかにパラレルである。

では否認はなぜ問題なのだろうか。記念日反応にみられるように、自分の人生がそれによって破壊されたかのような経験を「なかったことに」したいのは当たり前のことではないだろうか。アディクションはそのために生じ、たとえ結末が悲劇であろうと酔いや耽溺のその時間は「なかったこと」として生きられるのだから、もっとも原初的な否認はアディクションである。

もうひとつは、PTSDの三つの要素のひとつである回避・麻ひが挙げられる。耐え切れない現実に直面することで自我が崩壊するのを防ぐために、回避したり感覚を麻痺させることで「なかったこと」にするのだ。かつて夫からひどい暴力を受けていた女性たちが、全員DV被害者と自覚しているわけではない。離婚を選ばず年とともに穏やかになった夫と暮らしている彼女たちは、そんな過去を「なかったこと」にしたり、本当に忘れてしまったりするのだ。鈍重に見える中高年女性の姿に、明らかな回避や麻ひを読み取ることができる。

しかし、いくら母たちはなかったことにできても、目撃させられて育った娘たちは「なかったこと」にできない。それを指摘すると、母は父と協力して娘を批判する。強者の側につくという母の無節操さとドミナントな家族観の強制によって娘たちは二重に傷つくのである。

母たちは娘の犠牲によって楽に生きるのだとすれば、否認はさらなる弱者＝娘に対する支配につながることになる。被害を否認することが新たな被害者をつくり出すとすれば、否認の罪はここに極まるのではないだろうか。圧倒され支配された無力感と苦痛に耐えられず、かといってアディクションという自滅的方向も選ばずに「なかったこと」にする。いささか言い古された表現だが、それも「生き延びる」ひとつの方向に違いない。しかしそのために娘（子供）を使役するのだとしたら、それこそ不適切な使用（abnormal use ＝ abuse）、つまり虐待ではないだろうか。こうして敗北・被害を「なかったこと」にすることは、一見前向きに見えるが、実は人間としてのもっとも大切な感覚を麻ひさせ鈍麻させることなのかもしれない。その鈍麻ゆえに周囲の人間への支配に無自覚となることは、多くの母たちの尊大さと自己懐疑のなさに表れている。

## いっしょに渡る赤信号

卑小な存在である私たちは、到底認めることのできない被害や敗北に出会うことがある。二〇一一年三月一一日の激震から始まる津波や原発事故は、あまりの規模の大きさゆえに、本章で述べてきたように、なかったことにする、なかったことにしたくない、なかったことにされるという人たちを生み出してきた。人が転んで擦りむいた傷ですら、その瞬間から治癒に向けて刻々変化していくように、被害・トラウマは固定されたものではなく、すでにそれに抗して生きることが始まっているのだ。抗して生きることをレジスタンスと呼ぶならば、その方法が重要になるだろう。新たな被害者をつくり出さないレジスタンスはあるのだろうか。先述のB子さんが自助グループに参加したこと、A子さんと再婚相手の夫との関係にヒントがあると思う。

「赤信号みんなで渡れば怖くない」というジョークめいた格言は、ひとりで抱えきれない被害は他者に話せばいいという提案ではないか。この場合の他者はあくまでも対等で相互的な存在であるべきで、DV被害を受けた母が娘に愚痴を垂れ流すこととは異なる。子どもは母の苦しみを聞くしかなく、ケアすることが存在意義なのだから。

その場合の他者とは、ともすれば力関係に傾きがちな家族ではなく、固定的な特定の他者よりも、アディクションの自助グループのような集団が望ましい。もちろんA子さんのような、DVの対極にある相互に支えあえる夫婦関係もそのひとつである。そこで自らの経験を語ることで、ベタな言葉に思えるかもしれないが、ひとりではなくみんなといっしょに被害に向き合うことができるのだ。ネット上のコミュニティの存在が、三月一一日以降どれほど多くのひとの孤立感を解消したかは強調しすぎることはない。

アルコール依存症の自助グループであるAA（アルコホーリクス・アノニマス）には、回復のための一二のステップがある。ステップ1に登場するのが無力という言葉だ。回避・麻ひを伴うような、何かに嗜癖するしかないような被害、そんな無力な自分についてグループというコミュニティで語ることが重要なのだ。神戸での教訓に基づき、東北の仮設住宅ではすでにあったコミュニティを生かすように配慮されている。

個人の属性は不開示にして共通項を一つに絞ること、そんなグループの展開に関してはAAで培われた長年の伝統がある。無力を共有し、話し、聞くことで、被害はそれに抗して生きること（レジスタンス）へと変わっていく。私たち専門家の役割があるとすれば、家族以外に「いっしょ」でいられる場を用意し、橋渡しを行い、そこが安全な場であるように側面的な援助をしていくことだろう。いっしょにいることで、なかったことにしなくてもよくなる。こうして否認に僅かではあるが、ひびが入ることになるのだ。

## おわりに

「戦争が心理学を発展させてきたのです」、六〇年代末大学院のゼミで恩師から聞かされた言葉だ。計り知れない惨禍、大勢の犠牲者の上に心理学は発展してきた。その思いを新たにしながら本稿を書いた。三月一一日以降不調に陥ったクライエントは多く、被災地からカウンセリングに訪れる人たちも多かった。その人たちから学んだことを少しでも言葉にすることで、間接的ではあるが復興の支援になればと考えている。

# ギャンブル障害と家族の支援

## はじめに

アディクションへの援助は、本人と家族を分けて考えるのが原則である。他の精神疾患のように、本人が主たる治療対象であり、家族はどちらかといえば治療協力者で従であるという位置づけは、アディクションの場合成り立たない。近年はアディクション以外でも、家族の問題を独立して扱う必要性が主張されるようになった。たとえば、親が統合失調症だった子どもの苦しみや兄弟姉妹に与える影響などが、当事者として語られ書籍化もされている。その点でアディクションの家族支援は先駆的だったといえよう。一九六〇年代からすでに、アルコール依存症の家族会や、家族の自助グループであるAL-Anon（アラノン）も活動を開始している。先駆的にならざるを得なかった背景には、アディクション本人と家族の関係において、時に明快な「利益相反」が起きるという事実がある。中でも顕著なのがギャンブル障害である。

本章では「ギャンブル依存症」と「ギャンブル障害」を同じ意味で用いていることを最初にお断りしておく。

## アディクションアプローチ

本人にとってアディクションは自己治療的であり、問題解決の効果をもたらすので、それを手放すことに葛藤し抵抗する。いっぽうで、周囲の家族（親、配偶者、子ども）はアディクションをやめさせるために、あらゆる手段を講じる。家族内暴力（DVや虐待）、経済的危機、事件化することによる社会的危機などと表裏一体の、本人と家族の「利益相反」をめぐるドラマが、アディクションの常なのだ。言い換えれば、本人と家族は「援助」「治療」に対する姿勢が対立しており、このことがアディクションアプローチと総称される独特な援助方法を作り上げてきた。

そのキーワードは次の四点だ。

①家族ファースト：誰が病者かを診断し見立てるのではなく、もっとも困っている家族をファーストクライエントと位置づける。

②「底つき」概念：自分の行為の結果を本人に突きつける。アディクションをやめて生きるかそれとも死かというギリギリの地点に直面することで回復に向かうことを表す。いわば援助不要論でもある。

③イネーブリング：「〜のために」という愛情に満ちた行為が、底つきを妨げ、回復を阻害するという、いわば援助有害論である。

④自助グループ：当事者のグループとの境界設定、協働、連携なくして専門家の援助は存立しないという当事者先行を表す。

以上の四点は、専門家の役割、家族の愛情、治療行為のパラダイム転換を促す。このラディカルさが、多くの援助者のアディクションは難しいという先入観につながり、専門家に忌避されがちだった理由だろう。

## 「底つき」への誤解とその意味

近年、底つきという言葉は古い、危険だという意見が多くみられるようになった。たしかにアルコール依存症の場合は、不幸な誤解がいくつかの死につながったことは事実だ。「本人が飲むがままにして放っておけば、底をつくだろう。そうすれば専門治療や自助グループにつながり回復に向かうはずだ」という理解がつい最近まで専門家のあいだで共有されていたのだ。

しかしこれは誤解である。酒をやめ続けている人が、過去を振り返って「あのときに底をついたから酒がやめられた」と体験談を語ることがある。ＡＡ（アルコホーリクス・アノニマス）のメンバーたちが遡及的に過去を振り返って語るときに、「底をつく」という言葉を用いたのである。それがいつのまにか、飲酒している本人に「底をつかせれば」酒がやめられるという用い方に変化した。本人に酒をやめさせるための有効な方法として「底つき」は目的化し、周囲が放っておけば勝手に底をついて酒をやめるはずだという誤解が生じた。一九八〇年代のアメリカ、一九九〇年代の日本ではそのようなとらえ方が専門家を席巻していた。その結果、多くの依存症者が援助を撤去され放置されることで飲みながら死ぬという事態が生じ、専門家として怠慢ではないか、専門家の責任はないのかという反省につながったのである。

しかしギャンブルにおいては、目的としての「底つき」、底をつかせることは回復のための重要な契機ではないかと思う。アルコール依存症と異なり、ギャンブルは死ぬことは少ない（自殺以外は）からだ。

## 典型的な事例

彼ら彼女らの底つきの多くは、逮捕や失踪、闇金からの脅迫によるものだ。

本人宛に届いた消費者金融からの請求書を、いぶかしんだ家族がこっそり開ける。本人に不審な電話がかかってくる。このような事態から借金が発覚し、驚いた家族が問いただすところからギャンブル依存症の問題が顕在化する。最初は、本人はひたすら謝り「今回だけは何とか出してほしい」と頼む。立て替える条件として借金の理由を問いただすと、ギャンブル（たいていはパチンコ）に使ったと告白する。家族はまさか依存症とは思わず、ひととおり説教をして、今後一切ギャンブルをしないと約束させ、借金を立て替える。

ところが、本人にギャンブルをやめるつもりはなく、むしろ返済によって借金の限度額が上がるので次の借金が可能になると頭の中で計算している。このような「今回だけ」を約束させるため立て替える親（配偶者）と、次の借金とギャンブルを考える息子（夫）のあいだの決定的な意識の落差は、まさに利益相反である。当然のように再度の借金が発覚し、衝撃を受けた家族がこれはいったい何だろうと考える。

この時点でギャンブル依存症という言葉にたどりつく場合もあれば、本人を信頼してお金を出し続けてしまう例ももちろん多い。夫婦であれば離婚できるが、親子の場合は「今度が最後だ」と言い続けて子が親の財産をほとんど借金の尻拭いにあててしまう例も珍しくない。

## 家族への心理教育とグループカウンセリング

カウンセリングに訪れる家族は、万策尽き果ててすでに底をついている。中には本人を殺して自分も死のうと思った人もいる。本人にとって、家族はいつのまにかお金を出させる対象でしかなくなり、家族内「窃盗」も起きる。入浴の際も財布をラップで巻いて肌身離さず持っているという配偶者は多い。親戚にも借金をしまくるので、知らぬまに親族づきあいから排除されていたりする。

まず必要な援助は、ギャンブル依存症の全体像と対応の概略を学ぶ機会を提供することである。自分の家に起きていることがギャンブル依存症特有の問題であるということがわかれば、家族の行き詰まり感と混乱はある程度解消する。概要を把握してもらうことが教育だとすれば、その後の個別対応はやはりグループカウンセリングに参加することが必要になる。筆者のカウンセリングセンターでは、家族のグループカウンセリングを実施しており、毎週一回計一二回（三か月）で一クールの契約となる。

ギャンブル依存症の家族の場合、対応のポイントをいくつか挙げよう。

①尻ぬぐいをしない（お金を出さない）
本人は家族からお金が出ないと借金ができなくなるので死活問題となる。あらゆる手段で脅し、お金を出させようとする。闇金に手を出す、踏み切りの警報機の鳴る音をバックにケータイに電話して「これから死にます」と言う、会社をクビになってもいいのかと脅す、などなど。それに怯えて「わかった、今度だけだよ」とお金を出させることが本人の目的なのだ。グループカウンセリングでは、脅しに屈しないように援助する必要がある。具体的に断るセリフまで考え、お金を出さずに頑張った場合は皆でそれをねぎらったりする。「よくやりましたね」と拍手をすることもある。

②即答を避ける
たとえば、「少し考えさせてください」と一昼夜回答を延期するだけでも効果がある。本人はあと一時間しか猶予がないという状況でお金を要求してくるからだ。なぜ今すぐ返事ができないんだ、と迫られたときは、お金を出す出さないは私が決めることだ、あなたに命令されることはない、と返答する練習もグループで行う。また「あなたはギャンブル依存症だと思います。今私がお金を出すことは依存症を悪化させることになると思うので、少し考えさせてください」「あなたのギャン

ブル問題でカウンセリングに通っています。そこのカウンセラーに相談して決めたいと思います」などと、多様な答えができることが重要である。

③交換条件を恐れない

家族のあいだで交換条件を出すことは卑怯だと思う人がいる。しかしギャンブル依存症のようにギリギリの状況で熟慮の末にお金を出す場合は、「私の勧めるカウンセリングにとりあえず一回行ってください。そのことを確認してからお金を出します」といった交換条件を出す場合がある。依存症のカウンセリング、自助グループ（Gamblers Anonymous:GA）などに本人が足を運ぶことを条件にし、それを確認して、一部借金の肩代わりをするのである。本人が専門機関や自助グループにつながるためには、尻ぬぐいも厭わない、このようなギリギリの攻防戦は珍しくない。条件づけや交換条件は、本人が回復のためのリソースにつながるという大きな目的のためには、むしろ有効な手段になるのだ。飲酒もギャンブルも強制力によってやめさせることができないからこそ、このような戦略的な対応が正当化されるのである。

## 司法との連携

ギャンブル依存症はしばしば犯罪とつながる。大きな例としては横領がある。数千万の規模になると報道されるが、少額の横領であればクビになるだけで済まされるだろう。詐欺や万引き、窃盗にもつながる例がある。オレオレ詐欺に加担する若者の中には近年のゲーム・ネット依存やギャンブルの借金に困っている例もある。また多重債務の相談のために、弁護士を紹介することもある。その場合も、必ず回復のためのリソース（カウンセリングや自助グループ）に通うことを条件にしないと、債務整理や自己破産といったできごとが依存症の回復とは別の文脈に位置づけられてしまうことになる。

一年間くらいはおとなしくしているが、きっかけがあれば容易に再発は起きる。相談先の弁護士がギャンブル依存症にくわしければ、ＧＡに行ってみましょうなどと勧めてくれることもあるが、そんな例は稀だ。やはり家族がそのような司法的介入を回復につなげる役割を果たさなければならない。グループカウンセリングに継続参加していると、そのようなできごとが貴重な機会（チャンス）になることがわかり、それを回復に活かすことができるのだ。

## 自助グループ

本人がＧＡに参加するいっぽうで、家族にはGAM-ANON（ギャマノン）に参加することを勧める。グループカウンセリングの多くは有料で、専門家によって運営されるものである。しかし自助グループは当事者だけの集まりであり、とくにギャマノンは、専門家には思いもよらない経験が吐露されたり、当事者の経験知や対応の知恵などが語られたりする場である。そのようなグループにつながることで、本人の状態に一喜一憂することなく、長期的な視点で家族としての安心を得ることが可能になる。子どもにとって、アルコールとは異なりギャンブル依存症の父親は、母親から叱責されたり、時々家からいなくなる存在であることが多い。ギャンブル行為は子どもには見えない家庭外で行われているので、子どもは母親のほうが父をいじめていると考えていたりする。

ギャマノンは、親として、妻として、夫として、時には子どもとして参加する当事者によってミーティングが開かれている。このような多様な立場の家族・友人が集う自助グループから、われわれ専門家は多くのことを積極的に学んでいく必要がある。

## おわりに

ギャンブル依存症の特徴は、身体的損壊が軽微であり、金銭という一点に集約されて問題が深化・拡大していく点にある。家族の苦悩は、生活の不安と同時に、まるでオレオレ詐欺のように家族における言葉の信頼性を失っていくことにも表れる。「まず病院に」というかけ声がアルコール依存症より浸透しにくいのは、医療化が困難である点も影響しているだろう。しかし家族の苦悩は深刻なものがあり、喫緊の援助が必要だ。筆者の臨床の場である開業心理相談機関では開設以来多くのギャンブル依存症の事例を扱ってきたが、他機関でも積極的に相談援助に携わってもらいたいと思う。

ＩＲ法をはじめとして、日本におけるギャンブル依存症の問題は、ますます顕在化するだろう。援助者は、まず家族ファーストという視点を忘れてはならない。来談した家族に適切な教育と情報提供をし、時には犯罪や自殺問題と直面する覚悟も必要となる。
底つきという言葉は、アディクションの専門家のあいだで、まるで過去の言葉であるかのように扱われて、使用をためらう人もいるが、アディクションアプローチの根幹である「底つき」という概念は、ギャンブル依存症においては重要なキーワードであり続けている。

**参考文献**
信田さよ子『アディクションアプローチ——もうひとつの家族援助論』医学書院、一九九九年
信田さよ子『依存症』文春新書、二〇〇〇年
田中紀子『ギャンブル依存症』角川新書、二〇一五年
田辺等『ギャンブル依存症』生活人新書、二〇〇二年

# 家族の暴力における「秘密と嘘」

## はじめに

秘密と嘘という二つの言葉は、家族で用いられることが多い。筆者は家族をひとくくりにせず、そこに生起している力（権力＝パワー）関係を前提としながらカウンセリングを行っている。愛情や親密性といった言葉とともに語られる家族は、長年の慣習を伴う制度やジェンダーと無関係ではない。開業（私設）心理相談機関（以下センターと略す）が筆者の臨床の場であるが、主として依存症（アディクション）や暴力を対象としているために、緊急対応や介入を要する事例が後を絶たない。医療機関とは相互リファーも含めてイコールパートナーとして連携しているが、最も緊密に連絡を取り合っているのは弁護士である。ＤＶや虐待、ハラスメントの事例では弁護士との連携は欠くことができないからだ。

このような臨床実践に基づいて、さまざまな視点から秘密と嘘について述べてみたい。

## 裁く言葉としての「嘘」

価値中立的に見えて実は明確な価値判断を含む言葉が、心理臨床の世界でも近年用いられるようになっている。たとえば「暴力」である。この言葉にはすでに「暴力＝犯罪＝あってはならない」という判断が含まれている。DV（ドメスティック・バイオレンス）と名づけられた瞬間から、その行為は間違った犯罪行為となるのである。しかし九〇年代半ばまでは（一部では現在に至るまで）、配偶者からの言動を「暴力」と名づけることは非常に困難だった。名づけるとは、その言葉がはらむ価値体系を作動させる、つまり定義することなのだ。「暴力」は司法を源泉とした裁く言葉である。「ハラスメント」も同様で、その表現を用いた瞬間に加害・被害という司法的パラダイムが作動し始める。

「嘘」にも同様な価値判断が伴っていないだろうか。「嘘つきは泥棒のはじまり」というたとえのように、それは犯罪の第一歩という司法的パラダイムにもつながる。嘘の対義語は真実（ほんとう）だろう。ほんとうでない「嘘・偽り」を語ることは罪になるのだ。

家族間で「嘘をついた」と責めるのは、相手が自分の信じていた内容（ことがら）を裏切った時である。Aだと信じていたのにBだと言われた（わかった）時、それが「嘘」だと裁くことで信じていた自分を守るのである。

そのいっぽうで秘密は、相手に対して意図的に何かを伝えない・語らない結果として生じる。そうせざるを得ない理由や背景があって、伝えないのである。相手にそれがバレれば嘘をついたと責められるとしても、伝えることができないのである。嘘の対義語が真実だとすれば、秘密の対義語は「透明性」ではないかと思う。

## 透明な存在

一九九七年の神戸連続殺傷事件の犯人である少年が、手記において使用したのが「透明な存在」という言葉だ。衝撃的な事件とともに知れわたったこの言葉は、一部の人たちに瞬く間に共有され、九〇年代末にはカウンセリングに来談する多くのクライエントが「自分は親にとって透明な存在だった」と語るまでになったのである。親から殴られたり首を絞められたりしたわけでもない。親からすべて管理され尽くしている子どもの苦しみを表現するために、透明な存在という言葉は待たれた表現だったのである。

透明性とは強者から弱者に対する要請でもある。親は子に対して期待通りに生きることを求め、それが愛情であると信じて疑わない。すべてお見通しであり秘密などありはしないという無根拠な親の自信は子どもにとっては抑圧・強制となる。

親子だけではない。夫婦関係でも、妻は自我の延長であり他者性などもたないと夫が考えていれば、妻は透明性をもつことになる。妻だけはわかってくれていると信じて疑わない彼らは、しばしばそれが妻を愛している証明だと考える。ＤＶ加害者は、妻の行動を監視・拘束することがある。

妻の同窓会参加や時には実家に帰ることも、彼らからすれば妻の透明性を損なうことになるのだ。妻のすべてを知っているのが当然という価値観は、親子関係にも共通しており、力関係の上位者は劣位者のすべてを管理して当然という家族観に由来している。

秘密は、この強いられた透明性への抵抗なのである。

## 秘密をつくるリスク

二〇一九年に凄惨な二つの虐待死事件が起きたことで、子どもの虐待と妻へのDVが同時に起きていることが再認識された。

虐待する親の多くは、自分の知らなかった子どもの言動が発覚すると、「嘘をついた」として激しく怒り叱責する。透明な存在でなくなった時、強者が弱者を叱責する理由が「嘘をついた」なのである。自分の命じた通りに宿題が遂行されていない、自分の命じた通りに家計簿をつけていない、なぜできなかったのかという理由を追及し、その言葉から自分の知らなかった事実を聞かされると「なぜ嘘をついた」「いつも嘘をついていたのか」と叱責や説教が始まる。

このようにして力のある存在（父、時には母や夫）は、期待していた透明性が毀損されたことで怒る時に、力のない存在が「嘘をついた」として責めることで裁く立場に上り詰める。隠す意図もなくただ伝えなかっただけなのに嘘をついたと責められれば、その恐怖から次はすべてを語らなければならないと考える。虐待もDVもこのような構図を理解していないと、なぜ外部に助けを求めないのかが理解できないだろう。「秘密をつくること＝責められること」という恐怖が深く植えつけられているのだ。

このように秘密をつくることは大きな勇気を要するので、援助者はそれがどれほど危険なことかを理解していなければ、クライエントから信頼を勝ち得ることはできない。強い力関係・支配関係から脱したいと思うことそのものが、秘密をつくることになる。援助者は、被害者が秘密をつくるリスクを知悉し、その人たちとともに力ある人（支配する人＝加害者）と対抗する姿勢を示さなければならない。それは介入的であり、立場性を鮮明にすることでもある。

ＤＶや虐待だけではない。実は多くの親たちが今も子どもからの暴力被害に苦しんでいる。一九七〇年から九〇年代初めにかけて、家族の暴力といえば「子どもからの暴力＝家庭の暴力」しか存在しないと考えられていた。息子からの暴力で両親が逃げたり、住所を隠したりといった事態は珍しくなかった。その場合の子どもが親を責める決め台詞は「なぜ嘘をついた」だった。幼い頃からの出来事を例に挙げ「父親と別れると言ったのになぜ別れなかった、なぜあんな嘘をついたのか」と延々と責め続け、最後は家具を壊したり暴力を振るうのだ。親子の力関係は逆転し、暴力を行使する子どもが最強の存在となって帝王化し、親は子どもの奴隷と化す。困り果てた親が来談する場合も、カウンセリングに来たことは子どもには当面秘密にしなければならない。

## 親のことを秘密にする子どもたち（アダルト・チルドレン）

多くの子どもたちは、嘘をついてはいけないというしつけを受ける。ほんとうのことを言わないと地獄の閻魔様に舌を抜かれる、というのは筆者らが幼い頃の常套的しつけ（脅し）の言葉だった。願望と現実の区別がつかない子どもは、周囲から「嘘つき」「嘘をついてはいけない」と言われることで、徐々に現実と空想・願望の区別がつき始め、発達していく。

しかし、なかにはずっと嘘をつかなければならない子どもたちもいる。また、両親のあいだに飛び交う言葉や現実が混沌（カオス）状態であるために、嘘とほんとう、現実と非現実の区別がつかないままに思春期を迎える子どもたちもいる。その代表的なものがアルコール依存症の親のもとで育った人たちである。

飲酒する男性が暴力を伴うことはよく知られている。酔って妻を殴る、それを子どもが見ているという三者の関係は、かつてはアルコール依存症の家族の常態であるとされ、依存症治療の現場では珍しくなかった。ところが二〇〇〇年の児童虐待防止法、二〇〇一年のＤＶ防止法が制定されてからは、虐待とＤＶとに分割されて支援されることになった。長年依存症の家族にかかわってきた立場からすれば、一つの家族で起きている暴力が、縦割り行政のなかで細分化され、省庁間の分断によって引き裂かれていくように思われたのである。

筆者にとって幸いだったのは、ＡＣ（アダルト・チルドレン）[1]という言葉が広がることで、子ども時代の経験と記憶を語るクライエントがセンターでは後を絶たないことである。その人たちから聞かされる経験は、子どもの視点から家族をとらえ直すきっかけとなった。

## 見ない、聞かない、語らない

「秘密」はアルコール依存症の親のもとで育った人にとってキーワードの一つである。もう一つが「まきこまれる」という言葉である。

アルコール依存症（アディクション）は人との関係を遮断しているように見えて、人間関係への渇望をアディクションによって満たしているのだ。自分の飲酒で妻や子どもたちが大きく影響され苦しむ様子を見て、みずからの影響力を確認しつつ、いっぽうで自分を責めるという悪循環が生じる。妻は、夫の飲酒の有無や飲酒量によって一喜一憂する毎日であり、すべての関心は夫の飲酒に注がれることで、子どもをケアする余裕はない。まきこむ夫とまきこまれる妻、その渦の傍らで育つ子どもたちは特有の育ち方を強いられる。暴力が振るわれ怒号が飛び交う、そのような両親のあいだで家族崩壊を防ぐために必死で親（とくに母）を支えてきた人たちが、いい子・いい人としての人生を送りながら特有の生きづらさを感じるようになる。ACという言葉は、このような一群の人たちにとっての自己定義の言葉であり、アイデンティティを提供されたことになる。

（1）信田さよ子『「アダルト・チルドレン」完全理解――一人ひとり楽にいこう』三五館、一九九六年その人たちは、自分の家で起きていることを決して語らなかった。家族と外の世界のあまりの落差は、異世界に住んでいるような感覚をもたらす。恐怖と緊張に満ちた家族と、楽しげな雰囲気の友人たちや学校という世界を毎日往還せざるを得ない。どこか解離的にならなければ、それに適応できず、家族で起きていることはなかったことにするしかないのだ。ACの自助グループなどで使用されるパンフレットには、「見ない、聞かない、語らない」というフレーズが使われる。家で起きたことを見てはいない、何も聞いてはいない、そして外ではそのことを語らない、を意味する。

DVを目撃することは面前DVと呼ばれ、心理的虐待の一つとされる。警視庁管内では、DVを受けた女性が一一〇番通報した場合、駆けつけた警察官は、そこに子どもがいれば児童相談所に面前DV＝心理的虐待として通告しなければならない。その子どもたちは、果たして自分の家で起きていることを外部で語ったことがあっただろうか。心理的虐待の被害は、外部への秘匿性によってさらに深くなる。

ノルウェーの絵本『パパと怒り鬼――話してごらん、だれかに』(2)にも、DVを目撃する少年に対して、「このことは誰にもいっちゃだめよ」という母親の言葉が登場する。日本でも、父から殴られた母親が「このことは誰にも言わないでね」と口止めしたという経験をよく聞く。性虐待を受けた子どもも、加害者（父など親族男性）から口止めをされることがある。しかしそうやって口止めをされない子どもたちのほうが多いのではないか。「話してはいけない」という親からの禁止によってでなく、子どもたちはみずから進んで、見たり経験したことを語らない・秘密にするのである。そ

なぜ秘密にするのだろう。子どもの直感は、言語以前の体感に近いものがあるのではないか。そ

れを外部に向かって語れば、今ある秩序（家族という世界）が一挙に崩壊する恐怖がある。世界が崩壊する恐怖ゆえに、沈黙する、つまり秘密にするのではないかと思う。

DV対策の一つとして、外国では多くの絵本が「誰かに話してもいい」「話してみよう」と訴えかけているのは、子どもたちがみずからに課す語ることの禁止を破るためである。

家族を一歩出た世界、お友だちと楽しく遊び笑いに満ちた世界と、母親が死んでしまうのではないかという恐怖に満ちた、父親が暴力を振るう世界。そのあまりの落差を生きなければならないために、二つの世界のいっぽうをなかったことにする必要が生じる。また何事もなかったように「外の顔」を見せる母親を見ることで、ふだん自分が見聞きしていることは外の世界で話してはいけないと直感する。こうして多くの子どもたちは、学校をはじめとする外の世界に対して秘密と嘘を抱えることになる。

## 性虐待被害者とのカウンセリング

さて、心理相談の現場で、クライエントの語る言葉を嘘と判断する権利などあるのだろうか。そのような専門家はいるのだろうか。

（2）グロー・ダーレ作、スヴァイン・ニーフース絵（大島かおり、青木順子訳）『パパと怒り鬼——話してごらん、だれかに』ひさかたチャイルド、二〇一一年

筆者はクライエントの語る言葉を解釈はしないしそのまま信じるという姿勢をとっているので、嘘といった言葉が介在することはほとんどない。語られる言葉をそのまま受け止め信じる姿勢がなければ、われわれカウンセラーはクライエントからの信頼を獲得できないと考えているからだ。

八〇年代から数多くの性虐待被害者のカウンセリングを行ってきたことがこのような姿勢の根拠になっている。彼女たちのほとんどが、当時の精神科医療や心理療法の場において、みずからの経験を信じてもらえなかったという経験をもっていた。時には面と向かって「嘘」という言葉を用いられた人も多かった。今でこそ二次加害という言葉があるが、当時は彼女たちが自分の感覚を疑い、記憶を否定するしかなく、世界中の誰も理解してくれないという孤立の道しか残されていなかった。

八〇年代からアルコール依存症者の家族や摂食障害の女性と会ってきたが、父からの性虐待を訴える人は実に多かった。彼女たちは精神科医療の場でみずからの経験を話そうとしたが、多くは「嘘」ではないかという反応をされ、当時の心理療法の場においても、彼女たちの言葉は受け止められなかったと語った

当時の臨床心理学では、性加害という言葉もなく、父からの性虐待は近親相姦と呼ばれ、おまけにそれは娘の欲望の裏返しであるという精神分析的解釈が一般的だった。筆者はずっと精神分析的アプローチから距離をとっていたことが幸いしたのか、多くの女性たちが、カウンセリングの場で父や祖父・兄・従兄・義父からの性虐待被害を語った。彼女（彼）らは何度も専門家から裏切られた経験をもっているため、自分の語ることを信じてくれる専門家かどうかを厳しく見極めていた。査定されるのは、実は専門家のほうなのである。

そのような性虐待被害者との出会いを通して、決して嘘という判断だけはするまい、万が一騙されたのであってもそれでいい、語られることはすべて信じるところから出発しようと決心したのだ。それが「嘘」という言葉に対する筆者の基本的姿勢となっている。

## おわりに

秘密と嘘という言葉は、その背後に家族における力関係を見なければ、個人の特性や経験に還元されかねない危険性がある。筆者の臨床経験は、アディクションと暴力、トラウマとジェンダーといった視点に立って、日々生起する危機への対応によって蓄積されてきた。

DVも虐待も、そして性被害も、それぞれの被害者たちは生き残っていくためにさまざまな言動（時には症状）を表現し、呈するのだ。しばしばそれらは秘密や嘘と名づけられがちであるが、そうせざるを得なかった背景や、もしそうでなければ時には犯罪や疾病や自死に至ったかもしれない可能性に思いを巡らせる必要がある。

個人の病理に帰結させるのではなく、家族との力関係や暴力のなかを生きていくために、子どもはどのようにして成長するか。そのことへの想像力とともに秘密と嘘は語られるべきだろう。そしてクライエントの言葉を字義通り受け止めるという原則を踏み外したくはないと思う。

## 『息もできない』――国家の暴力・家族の暴力

二〇〇八年に製作された本作は、ヤン・イクチュンが監督・脚本・製作、さらに主演までもこなして話題になり、各国の映画祭で多くの賞を獲得した。その後ヤンは日本映画にも多く出演し、監督よりも俳優として有名になっている。

原題は「トンパリ」、韓国語で「クソバエ」を意味する。主人公サンフンは借金の取り立て屋である。クレジットカードが流通していなかった時代、踏み倒そうとする人の家に押し掛けて暴力をふるって金を巻き上げ、その一部を手数料として親分からもらう。暴力に始まり暴力で終わる本作は、まるで「クソバエ」のような一人の男の人生を描いている。

彼はいつもいらつき、敵意に満ち、いつでもどこでも物を壊したり殴りかかったりする。しかし殴っても殴っても彼の表情は苦し気で、出口なしの世界に取り込まれていくようだ。なぜそこまでサンフンは暴力をふるうのか。それを解くカギが父のＤＶである。

彼の幼いころ、父親は母親にDVをふるっていた。ある晩のこと、あまりに父の暴力がひどいので、妹が「このままじゃお母さんが殺される」とサンフンに訴えるが、彼は耳をふさいでいて頑なに動こうとしない。台所から包丁を持ち出した父を制し母をかばおうとした妹は、あやまって父に刺殺されてしまう。逃げ出した母は車にはねられて亡くなる。

こうして結果的に母と妹を失ったサンフンは、一五年間服役して出所した父を今でも許すことができない。親分が、孤児の俺よりましだ、いい加減に父を許せと説得するたびに、孤児のほうがずっとましだったと暴れる。父の激しい暴力を幼いころから「目撃」し続けたこと、自分が父に暴力をふるっている場面を唯一かわいがっている甥に目撃されたこと、取り立てに行った先で親を殴りつける場面を幼い子どもに目撃されたこと。子どもによるいくつもの暴力の目撃がクライマックスに向けて積み重ねられていく。

本作にはもう一人の主人公である高校三年生のヨニが登場する。すれ違いざまに制服のネクタイに唾を吐かれたことがきっかけで、彼女とサンフンは知り合う。ヨニの父はベトナム戦争から戻って、働かずに軍人年金で暮らしている。母親は生活のために屋台で働いていたが、取り立て屋に殺されてしまった。それがサンフンの親分であることが暗示される。父は母の死を認められず、一日中テレビを見ながらベトナム戦争の幻影と妻を寝取られたという妄想で生きている。同居中の兄は高学歴だが無職で、毎日妹に金をせびり半引きこもり状態だ。そこから脱出しようとした兄は、結果的にサンフンと同じ取り立て屋に身を落としていく。父も兄も、ヨニに性的視線と言葉を投げかけ続ける。

## 増加する面前DVという心理的虐待

二〇〇〇年に子ども虐待防止法が制定され、二〇〇四年には同法が一部改正されて、子どもの面前でDVが行われることが心理的虐待にあたると明記され、同年関連書[1]も出版された。しかし児童相談所（児相）や警察の対応にそれが反映されることはなく、一〇年経ってやっと警察が本格的に対応するようになった。子どもがDVに曝されることを面前DVとネーミングし、児相への積極的通告に踏み切ったのである。警視庁を皮切りに、現在は日本全国の警察にも波及しつつある。

夫の暴力を訴えて110番通報すると、警察官が複数名で駆けつける。第一の目的は被害女性の安全確保であるが、夫のDVについて告訴するかどうかも確認する。妻が告訴すれば夫はその場で逮捕され拘留されることになる。またその場に子どもがいれば、面前DV＝心理的虐待だと判断され、その場で児相に電話し通告するという手順を踏む。

このことが全国の虐待通報件数を大きく押し上げることになり、メディアも注目するようになっ

（1）L・バンクロフト＋J・G・シルバーマン、幾島幸子訳『DVにさらされる子どもたち――加害者としての親が家族機能に及ぼす影響』金剛出版、二〇〇四年

た。二〇一七年度上半期警察庁まとめによれば、通報された一八歳未満の子どもは初めて三万人を超え、その七〇パーセントが心理的虐待で、さらにその七〇パーセントを面前ＤＶが占めるという。神奈川県などでは、面前ＤＶ通報数が前年度比一・四倍の増加をみている。虐待といえば身体的虐待が注目されがちであるが、面前ＤＶが被害児総数を押し上げていることはあまり知られていない。

## 子どもに与える影響

面前ＤＶが注目されるようになったもう一つの理由は、ＤＶ目撃がこどもに与える影響が脳画像をとおして明らかになったことだ（友田明美『子どもの脳を傷つける親たち』ＮＨＫ出版新書、二〇一七）。客観的エビデンスとして提示されたことで、ＤＶ目撃が子どもに深い影響があることがわかったのである。もちろんそれは不可逆的変化ではなく、その後の適切なケアによってじゅうぶん回復可能であることもわかっている。

ＤＶを見ること、曝されることのもっとも大きな影響は安全な世界の崩壊である。殴る行為そのものが恐怖であり、トラウマ的であることは言うまでもない。それに加えて、子どもは父にも母にもそれぞれに対して情緒的つながりをもっている。その二人が争い、相手を打ちのめし憎悪を剥き出しにする。情緒的つながりの対象は分裂し、世界は引き裂かれる。これは足元の地面が割れるようなことだろう。

多くの子どもは、サンフンもそうだったように、耐え難い事態から逃れるために別の世界を頭で想像したり、耳をふさぎ目を閉じて自分はここにいないようにしたり、自分という存在は無であると考えようとする。この必死の操作や試みは、狭い家であればたちまち崩されてしまうのだ。

DVは長く続くわけではない、三〇分後、もしくは翌日には何もなかったように両親が和やかに過ごす時間もあるだろう。子どもはしかし、それに心底安心できるわけではない。この世界も父の機嫌しだいで、母のひとことで、すぐにもろく壊れてしまう、そう思っている。再び到来する事態に向けていつも覚悟し準備をしていなければならない。夢が破れる苦悩を味わうことになるからだ。このことがトラウマ反応のひとつである過覚醒をもたらす。もっと残酷なことは、両親が一見平和なときは心から安心しているというふりをしなければならないことだ。特に母親を心配させないためには、元気で何も覚えていない天真爛漫な子どもを演じなければならない。そのことの負担・負荷にほとんどの親やおとなは気づいていない。平和と戦い、憎悪と愛しさ、恐怖と安堵、愛と憎しみ、といった両極はまさにアンビバレンス（両立不可能性）そのものだが、それが日常の生活であるとき、子どもたちはさまざまな問題行動を呈することになる。

## 影響のジェンダー差

面前DVの影響にはジェンダー差がある。すでにアメリカでは九〇年代より研究が進んでおり、裁判所命令でDV加害者更生プログラムに参加した男性の、DV目撃率は七〇パーセントを超えている。また筆者らがNPO法人[2]主催で実施しているDV加害者プログラム参加男性の場合も父のD

V目撃率は八〇パーセントを超える。DV加害者になるかどうかの予測因子の大きなものが原家族におけるDVの目撃であるとも言える。トラウマ反応の表出におけるジェンダー差については、圧倒された無力感の反動としての攻撃性を、男性は他者に向けがちであり、女性は自分に向けがちであると言われる。

殴る父と同じジェンダーである息子は、殴っている父を否定することで同時に、自分を否定することになる。また父への憎悪と同時に男である自分を憎悪する。サンフンは妹と母を救えなかった自分を責めるしかなく、クソバエみたいな男と思いながら、父を憎悪し唾棄する。日々のアンビバレンスの中で、殴ることはつかの間の、一瞬の統合感を与えるだろう。相手の皮膚にめりこむこぶしの痛み、倒れ込む相手、怯えながら自分を見つめるまなざし。それらが与えるほんの一瞬の支配感覚が、サンフンがサンフンでいられることを意味する。善悪を超えて暴力をふるうことでかろうじて生きるサンフンの空虚さと焦燥感を、監督ヤン・イクチュンが見事に演じ切っている。

## 戦争とDV・虐待

一九七五年生まれの監督は、韓国のいわゆる三八六世代（九〇年代に三〇代を迎え八〇年代に民主化闘争の学生運動に加わった六〇年代生まれの世代）より一〇年下の世代であり、小学校から中学校を八〇年代の軍事政権下で過ごした。インタビューに答えて、夜間外出禁止令も出た全斗煥大統領の時代の家族が、どれだけ暴力に満ちていたか、本作品にはその影響もあると述べている。ヨニの父親がべトナム帰還兵であり、その軍人年金が収入源である設定もリアルである。一九七五年ベトナム戦争終結後のアメリカは、膨大なベトナム帰還兵への処遇が戦後処理のひとつだった。ＰＴＳＤという診断名がＤＳＭⅢに認められたのもその一環であるが、帰還兵の家族に暴力が多発し、ＤＶや虐待の増加につながったことも指摘しておく必要がある。八〇年代のアメリカにおける家族内暴力への厳罰化はベトナム戦争と無縁ではない。

国家の暴力である戦争に従軍する男性たちは、勝敗を問わず心身に深い被害を受けることが明らかになっている。その被害がＤＶとして表出されるとすれば、無数の子どもたちがそれを目撃するだろう。成長後の姿はサンフンそのものであり、本作のようにさらにその被害者が生まれるだろう。暴力をたどっていけば、そこには戦争があったことがわかる。

## 責任のとり方

面前ＤＶという言葉が広がったプラスの影響は、ともすれば縦割り行政的に分断されがちだった日本のＤＶと虐待が、被害を受ける子どもという視点によって包括的に支援される可能性が出てきた点である。その裏側では、子どもへの影響を強調することで、「子どもの目の前で夫婦ゲンカをするとよくない影響が」というキャンペーンへとつながっている。ケンカという対等性を前提とし

（２）特定非営利活動法人ＲＲＰ研究会、二〇〇七年からＤＶ加害者プログラムを実践している。http://www.rrpken.jp/

た言葉を使うと、力関係の差、力の強い者から弱い者へという視点を欠いてしまう。夫と妻の仲良くするスキルに問題を矮小化することは、DVの背景である男女の非対称性や不平等さを隠蔽することにもつながりかねない。しかし、本作は女性の視点からDVを描いているわけではない。むしろ男の視点で、自らの暴力と国家の暴力(戦争)とを二重写しのように描いた映画ではないだろうか。韓国では、男であれば誰にでも人生でもっとも過酷な二年間である兵役が必ずやってくる。徴兵制という事実を抜きに彼らの暴力を語ることはできないはずだ。

DVも虐待も、被害当事者による証言によって全体像が明らかになってきたが、加害者の語りはそれほど多くはない。本作は男性の立場から加害の苦しみや虚しさを描いた作品ともいえ、最後は暴力をふるった部下(ヨニの兄)に殴られて主人公が亡くなる。サンフンの父も自らの暴力を悔いて手首を切る。暴力をふるう者は暴力によって死ぬという描写は、希望のなさではなく一種の責任のとり方として描かれているのではないか。クソバエはクソバエのように刺されて血まみれで死ぬことを、監督はあえて選んだに違いない。だからこそ、ヨニとサンフンが漢江のほとりで嗚咽する場面が、いっそう感動的情景として胸に迫るのである。

# ヤングケアラーとアダルト・チルドレン

## はじめに

タイトルに示した横文字の二つの言葉は、それぞれ出自も時代も異なる背景を持っているが、我が国に輸入されてから、他者定義のみならず自己定義の言葉として必要とされて広がっていったという共通点を持つ。二語を対比することは、家族におけるケアの問題への示唆を与えてくれるだろう、またそのような育ち方をするしかなかった人たちが、何を獲得したのかという点にも触れてみたい。本章では、一九七〇年代末に誕生したアダルト・チルドレンについて詳しく述べることから始めたい。なお、以後ヤングケアラーをYC、アダルト・チルドレンをACと略す。

## ACという言葉の誕生とアルコール依存症

一九七〇年代後半、ベトナム戦争後の財政悪化に苦しんでいたアメリカのアルコール依存症の治療現場では、パラメディカルスタッフ（非医師の職種：心理職・ソーシャルワーカー・看護師・作業療法士など）の役割が重要性を増していた。もともとアルコール依存症は薬物療法の効果が少なかったため、疾病概念としては脆弱性を持っていたことも背景にある。

ベトナム戦争は膨大な帰還兵を生み出したが、その多くは心身の障害を負い、薬物・アルコール依存症者が激増した。その影響は家族の暴力（DVや虐待）の深刻化として表面化した。

そのようなアメリカのアルコール依存症の治療現場で誰言うともなく草の根的に誕生したのがアダルト・チルドレンという言葉である。それはもともと「アルコール依存症の親のもとで育った大人たち」のことを指していた。似たような背景から誕生したのが、アルコール依存症者の妻たちを指す「共依存」である。アルコール依存症者に依存するかのような妻に対して半ば病理化することで名付けられたのである。

ACも共依存も、アメリカでは「名づける必要のある人たち」「これまでの言葉では定義できない人たち」と感じた援助者たちが、診断名とは別に生み出した言葉だという点は重要である。同じ現象は日本でも見られた。ACという言葉を聞いたとき、多くのアルコール関連の援助者たちは一様に「わかる」と反応したのである。親がアルコール依存症であった（ある）人（成人）たちにはそれくらい独特の共通点があったということだ。その人たちは反社会的でもなく何か問題行動を起こすわけでもない。むしろ模範的な人生を送っているにもかかわらず、どこか名状しがたい生きづらさを抱えていることが伝わってくる……。このような書き方自体が極めて客観性に乏しいのだが、そんな印象がまず先にあって、定義は後から付いてきたと言ってもいい。

## 沈黙していた「子ども」たちへの注目

親のアルコール依存症が、その家庭で育つ子どもたちに成人後にまで及ぶ深い影響を与えることが初めて注目されたのである。しかもその人たちは過剰なまでに周囲に適応的であり「模範的」な生き方をしているがために、その苦しみは理解されにくい。一九八〇年代のアメリカでは、著名人が自らをACであるとカムアウトし、体験本が出版された。ベストセラーとなったC・ブラック『私は親のようにならない』(斎藤学監訳、誠信書房)が日本でも一九八九年に出版され、アルコール依存症の治療関係者はACという言葉について、本を読む前から「なんとなくわかる」と感じたのである。

筆者は九〇年代初頭から男女を問わず数多くのACと自認する人たちとカウンセリングで会ってきた。彼女や彼らはアルコール依存症専門病棟に入院中の父を見舞うような親孝行な人たちで、模範的な人生を送り、誰からも褒められる人たちだった。どうしてあんな父親からこんな息子や娘が生まれたのか、と驚かれるのが常だった。しかしその人たちの抱える苦しみは、ACと名付けられるまで語ることも、感じることすらできなかった。そんなことが許されるなどと思えなかったからだ。自分が見たり聞いたりしたことなど、誰からも理解されるはずはないと考えていたのだ。

親の主治医や保健所などから紹介されて来談したその人たちは、いわば日本におけるACのはしりだったと言える。一九七〇年代の精神科病院においてアルコール依存症者の語る経験を聴き、一九八〇年代は保健所や開業相談機関においてその配偶者である妻たちの経験を聴いた。彼女たちの語る内容の多くは、酔った夫からの暴力被害だった。当時はDVという言葉も存在しなかったので、暴力と呼ぶこともなかった。夫の行為は暴力という文脈ではなく、アルコール依存症という疾病がもたらしたもの（病気だから殴った）という疾病概念による解釈が主流だった。暴力と呼ばない限り、妻を殴った「責任」など存在せず、それらは症状として免責された。九〇年代になり、ACの人たちのカウンセリングをとおして、子どもは両親をどう見ていたのか、何を経験したのかが初めて明らかになったのである。飲む父、殴られる母、そこに居させられた子どもの証言（おとなになってからの）によって、三者の視点が揃い、アルコール依存症の家族が三次元的に立体として浮上したのだ。

経験された世界はアルコール依存症本人（父・夫）、妻（母）、子どもの三通りあり、それぞれがまったく異なっていた。これを羅生門的現実と形容することもできようが、この複雑で相対化された家族像がカウンセラーとして家族にかかわる際の筆者の基本的視点となった。

## ACの定義とYCの定義

ACの人たちとのカウンセリングをとおして、アメリカでの広がり方とは別に、日本独自の定義の必要性を感じるようになった。一九九五年から筆者はACを次のように定義している。

「現在の自分の生きづらさが親との関係に起因すると認めたひと」

この定義には三つの初めてが含まれている。①「生きづらさ」といういまや常識と化した言葉を最初に使用したこと、②「子どもは親の被害者である」と最初に公言したこと、③客観性（診断）ではなく「自己定義」「自認」に拠るとした点である。自分がACと思えばACなのだ、というラディカルさも含めて、ACは援助におけるパラダイム転換を促したのだ。

その後ACは、親がアルコール依存症でなくても、機能不全家族（Dysfunctional Family）で育った人へと拡大解釈されるようになり、一九九六年には流行語となった。その背景には一九九五年の阪神・淡路大震災と地下鉄サリン事件の二つが大きく影響している。

いっぽうでACは「おとな子ども」「未熟な人」と誤解されつつ今日に至っている。また、広がりに対する反撥として「何でも親のせいにする」「自立を妨げる」といった批判も起きたことを付け加えておく。

さて、ここでYCの定義に触れよう。

澁谷の著書によればYCは次のように定義される。

「家族にケアを要する人がいるために、家事や家族の世話などを行っている、18歳未満の子どものことである」（澁谷 2018）

この定義の具体性は、前述のACの定義が主観的かつ関係的な表現から構成されているのとは大きな違いである。何よりもYCの状態そのものが問題なのであり、子どもの発達や保障されるべき生活が脅かされているという前提から成り立っている。ACの定義は、過去の子ども時代から続く親子関係がいまだに自分を苦しめているという遡及的視点から成っているが、YCは現在進行形の事態に対する警鐘を意味する。それでは、外部からYCへの介入が実現されて、YCたちが現状から解放されればすべてはOKなのだろうか。

## なぜ親をケアし支えるのか

一九九五年から現在に至るまで二八年間、女性だけのACのグループカウンセリングを実施してきた。アルコール依存症者の子どもとして育てば、飲んでいた父こそが最大の難問だと誰もが考えるだろう。ところが彼女たちが一様に苦しんでいるのは母との関係だった。それは大きな謎であり、ひいては「母」という存在への疑問につながった。彼女たちは「母から生まれた」はずなのに、ずっと「母をケアする」存在として生きてきた。なぜそこまで母のことをケアしなければならなかったのか。

原点であるアルコール依存症家族に目を転じれば、大きな子どもである父、父のケアで手一杯の母、そんな母を支える子どもという構造が浮かび上がる。そこではケアをめぐって、親子の役割逆転が起きている。酔った父から暴力を受けたり母への暴力を目撃させられることが日常的な場合、なぜ子どもはそんな親の支え手になるのだろう。

ひとつの理由は世界が壊れないためにである。自分の保護者である親の生命危機は世界の崩壊を意味するため、子どもがそれを防ぐために世界を支えるのである。世界とは親のことだ。親が崩壊しないために、死んでしまわないために、全力で親をケアする。

親のケアとは、介護や家事を代行することだけではない。親の期待を読み取り言われる前にそれを実現することも含まれる。中でも主たる養育者である母親をケアするために、子どもたちは自分の痛みよりも母の笑顔を優先する。母が望むであろうことをし、母が少しでも幸せになるために全力を尽くす。ACの三類型とは、調整役・責任者・順応者（信田 2021）であるが、いずれも家族が崩壊しないための機能を子どもが担うことを意味している。三歳、いやゼロ歳でも、子どもは生きていくために、母親が壊れないように行動する。酔った夫が何度もベビーベッドをひっくり返すことに恐怖を抱いていた女性は、ゼロ歳の息子が夫が在宅時には泣かないことに気づいた。夫が出張で三日間不在のときはよく泣く子なのに……そう気づいた彼女は、夫のもとから逃げる覚悟ができたと語った。

もうひとつはACEs（逆境的小児体験 Advers Childhood Experiences）と表現される経験をとおして身に着けた認知・スキーマ・考え方によるものという説だ。芹沢俊介によれば、ひとは生まれてきたことによって「根源的罪悪感」（この世に生まれてきてすみません）を抱くという（芹沢 1997）。酸素を吸ってすみません、世界の一隅を占有してすみません、というこの感覚は、生育過程において親・養育者などによって、どんなあなたでもいいわ、あなたがそこにいてくれて幸せ、というメッセージを言語的・非言語的に受け続けることでしだいに軽減されていく、という。しかしそんな親ばかりではない。あなたを生んだからこうなった、どんなに苦労して育てたか、などと、日々の苦労やこれまでの挫折といった負の感情を無抵抗な受け手である子どもにぶちまける。感情のゴミ箱として利用するのだ。

家族で起きるあらゆる不幸は自分のせいだと思っている子どもたちを動かしているのは、「おかあさん、ごめんなさい」という考えである。「生まれてきてごめんなさい、ずっといい子でなくて、お母さんをしあわせにできずに、あのお父さんと別れさせてあげられなくて、ごめんなさい。お母さんが不幸なのは私のせいです」。

グループカウンセリングでそう語りながら、吹き出るような母への罪悪感から自分を責める人も多い。ＡＣと自認したことで、その瞬間ひょっとして自分は生きていてもいいのかもしれないと思った。しかしこんなふうに母のことを語った後は、必ず死にたくなってしまうと語る。

## 母を支えることで生きる

グループに参加する女性たちの多くは、ある時まで自分の人生を生きている実感はなく、母をケアする以外の自分を語ることはできなかったという。母が幸せであること、母がとりあえず満ち足りた顔をするために、それだけのために自分は存在しているのだと思っていた。ＹＣにおいても、たしかに日々のケアにまつわる行為は大変かもしれない。しかしそれに意味を見出して（作り出して）ケアを行っているとしたらどうだろう。周囲から責められることなく、むしろ褒められるだろう。自分の行為にちゃんと周囲の評価がついてくるのだ。まして日本では、親孝行という大きな誉め言葉が用意されている。特に女性の場合は、ケア役割を担うのは女性であるというジェンダー規範もそれについてまわる。

つまりYCにとって、特に女性の場合、自らの行為は周囲からも家族からも規範に添ったものとして評価されるのであり、それ以外の選択など残されていないのだ。介護の疲れや肉体的負担ではなく、この選択肢の無さこそYCの置かれた状況の残酷さだと言えよう。グループカウンセリングで見られるように、YCとして育ち、そのまま成人して結婚して親になることもあるだろう。中には三〇代、四〇代、いや五〇代になっても母のグチを、母の呪詛を聞き続ける人もいる。そのことに苦しんでACという言葉を知り、初めて母のケアをなぜ現在まで続けてきたかを自問自答する人もいる。

ある女性は言った。「私、母が自殺するんじゃないかと思っているんです。小さいころからかすかにそう思っていました。ずっとみじろぎもせず、一時間くらい荒れまくり叫び続ける母の言葉をずっと聞いてあげなければ、私がそうしなければ、母は自殺してしまうんじゃないか。それは今でも変わりません。週末一時間ほど一方的に話す母の声を携帯で聴きながら、どこかで私が聞いてあげなければこのひとは自殺してしまうかも、という感覚があるのです」。

現実の彼女の母は、かくしゃくとして元気で、毎朝ラジオ体操も欠かさない。しかし娘への電話では、この世で一番不幸なのは自分であることの承認を、毎回求めてくる。

「そうだね、たいへんだったね、おかあさん」と言わないと、冷たい、あんたはなんでそんな氷のような娘になったのか、と責められる。

「母という存在を、母の生命を支えているのは娘である私だ、毎回電話を切るたびに、これで母は自殺せずに済んだと思いながら、深い疲労感に襲われ、三日間くらいは落ち込んでしまうんです」。こんな途方もない重荷を幼いころから背負ってきたことを彼女たちはグループで語り、同じようなひとが何人もいることに驚くのだ。

## YCとの面接において必要なこと

一八歳未満であるYCも、いずれは成人する。それでYCは消滅するのではなく、こんどは成人後の問題としてつながっていくのだ。ACのカウンセリングから得られた多くのことがらがその後のYCにとって、ひいては現在進行形のYCにも役に立つのではないだろうか。もし一対一でYCと面接をする場合にどんなことが必要かを提言してみよう。

①「よくやってきましたね」とケア行為を評価すること。

そうするしかなかった、ほかの選択肢など存在しなかった状況にあって、ケアを与える行為を持続してきたことをねぎらい敢闘賞ものであることを伝える。「よくやってきましたね」という評価は、これまでの行動をどのように評価しているかにかかわらず不可欠である。

②「どのようなことを、どのようにしてきたのかを聞かせてくれますか」と伝える。

できるだけ具体的に語れるように、質問をしながら、好奇心を交えて、評価をはさまずそれらを聞くことに徹する。「そうだったんですね、なるほど」「ところでその時どうしたんですか」「どんな工夫をしたんでしょう」などなどである。

③「どんな苦労があったんでしょう」と質問をする。

YCはそれを苦労と思っていない場合も多いので注意が必要である。当たり前のことをやっただけであり、むしろそれがYCのプライドになっている場合もある。しかし聞き手からは「苦労」だと思うと伝えることで、はじめて「苦労」したと言えるようになるのかもしれない。

一連の面接において肝要なことは、YCのこれまでのケアラーの日々を「無駄」だと位置づけないことである。選択肢の無かったこと自体が残酷であることに変わりはないが、その中を生きてきたYCの行為に意味を見出せるようにする。そのためには面接者自身が、YCをよくやってきたと心底感じる必要がある。もちろん政策的不備や、YC以外の誰も手を貸さなかったという事態への問題意識は不可欠であるが、YCのこれまでの生活を尊重し敢闘ぶりを称える必要がある。YCの人たちにとって、たったひとりでもいい、自分がやってきたこと（親をケアすること）の大変さを理解し、よくここまでやってきたと称えてくれる人がいたら、これからの人生が少しは楽になるかもしれないのだ。

YCと親との関係

YCの多くは親の介護、ケアをしているのだから、ACのカウンセリングの経験が何らかの役に立つはずだ。

ACとは自己定義の言葉だとすでに述べたが、ACと自認するひとたちの多くは、成人してから何らかの人生における行き詰まり、躓きを経験して初めて親との関係を振り返る。いっぽうYCは、まだ未成年であり、親のケアを理不尽だと思っていないことのほうが多いだろう。むしろ自分がケアしなければ親は生きていけないのではないか、という責任意識のほうが前景化しているはずだ。疲れたり、自分の生活がないといった感覚を抱いたりすることそのものが許せないと思っているのかもしれない。自責感と表裏一体の親に対する過剰な責任感が、YCの日常生活のエネルギーを補給しているのかもしれない。

その場合も、YCに何かを気づかせようとはせず、むしろ、「日々の生活で楽しみは何か」「どんな食べ物が好きなのか」「昨日あった何か楽しいことを聞かせてください」といった質問こそ不可欠となる。

ケアとは無関係な話題、飼っているペットの話などを入口にしながら、日々の生活における具体的な感情（できれば楽しい、うれしいといったプラスの感情）について、語れるようにすることを心掛ける。ケアを与えることは、他者に集中することで自分の感覚が忘れられるというメリットがある。その結果自分の感情（日常の喜怒哀楽）がフラットになり、無感覚になることも生じる。それを少しずつ凹凸ができるように、少しずつ楽しいことに焦点化することを始める必要がある。

このような息の長いかかわりをとおして、日々の感覚を少しずつ取り戻し（獲得し）ていくことが、親への過剰な責任意識の解除につながっていく。しかしそのいっぽうで、一気に解除することはむしろ危険だということも周囲は知っておく必要がある。これまでの生活の背骨になっていた部分を外すに等しいからだ。責任意識が問題なのではなく、それが過剰であることが問題なのだ。日常生活の楽しみや感情が賦活することと、背骨がきしみ始めることのバランスを微妙にとっていかなければならない。

## グループの可能性

現在筆者はＡＣ、共依存、ＤＶ被害者を対象とした三種類のグループカウンセリングを実施している。その運営方法は共通しており、それを「自助グループオリエンテッド」と呼んでいる。アルコール依存症者の自助グループであるアルコホーリクス・アノニマス（ＡＡ）の方法を取り入れているからだ。二〇二〇年の五月からはコロナ禍の影響もあり、すべてオンラインで実施している。

司会はファシリテーターである筆者が務め、グループの前半は参加者が順に前回から今回までのあいだに起きたこと、感じたこと、考えたことなどを語って一周する。持ち時間はファシリテーターが特に指示はしないが、一周約一時間を目途にしている。発言内容に対して誰もコメントはしない。あまり長くなると司会として「少しまとめてくださいね」と言うことはあるが、めったにない。

自助グループでの「言いっぱなし、聞きっぱなし」を一周目に取り入れている点が大きな特徴だ。順番にひとりずつ語り、誰もそれにコメントや質問、まして批判はしない。黙って聞くだけである。この無批判であること、言及されない、否定されないことが、グループの「場の安全性」につながっている。なんでもないことのようだが、どれほど私たちが他者からのコメント・批判・介入・評価の中で生きているかを思うと、「言いっぱなし、聞きっぱなし」の貴重さがよくわかる。最初戸惑う人も多いが、じょじょにこの運営方法に慣れてくると、短時間できちんと語れるようになる。

後半は、ファシリテーターとしてコメントするようにしているが、筆者の役割は何よりも場の安全性の確保だと考えている。どんな発話内容でも否定されないための防御壁になること、そして参加者の一週間の行動を肯定的に評価する言葉を忘れず、とにかく、ねぎらうことが不可欠である。

## 安全性と儀式性

ＹＣのグループカウンセリングを実施した経験はないが、すでに述べた一対一の面接に加えて、可能であればＹＣのグループも意味があるだろう。その意味とは、こんな経験をしたのは自分ひとりだけに違いないと考えていた人たちが「自分と似た経験をした人」を知ることである。あらゆる自助グループの基本にはこの点がある。

同じような人、同じ経験をした人を類似的他者（國分2019）と呼べば、その人たちと会える場所としてグループは大きな意味を持つ。似た経験をしているからこそ作動する競合意識や差異化を望む気持ちも働くだろう。それらをすべて含んだうえで、似た経験をした人たちと会える場を持つ意味がある。

個対個ではなく、類似的存在である三人以上が集う場は、そこに「居る」ことを可能にする。泣いても、目をつむっても、下を向いても、うなずいても、そこに居ることができる場がグループである。一対一のカウンセリングには、そのような場はない。非対称性が露出する不安定な関係が一対一だからだ。予測不能なことが起きるのもグループであり、そのコントロール不能な世界こそグループの醍醐味であり、個人の変化を促すのはそのような場なのかもしれないと思う。一対一の個人カウンセリングはいわば非日常的場面であるが、グループは日常生活の延長上にある。

YCのグループを実施する場合、ファシリテーターの存在は不可欠だろう。場の安全性を確保する役割は、航海士のようでもある。荒海でも凪いだ海でも同じように航海できるためには、ある種の恒常性が必要だ。そのためには一種の儀式性が要請される。

たとえば、常に同じ時間に、同じ方向にグループの話者の順を回す、同じ言葉から始める、同じ言葉で締めるといった決め事を守るのだ。それはグループを維持する土台であり、宗教の儀式にも似ている。これは一九八七年に旧ユーゴスラヴィアを訪問し、アルコール依存症の専門病棟を見学した際に感じたことだ。そこで実施されているグループでは決まりごとがいくつもあった。参加しているアルコール依存症者たちは、淡々といつものように語り、いつものように終了した。言葉がよくわからなかったせいもあるが、その儀式性に強烈な印象を抱いたことを覚えている。

援助者とYCとの一対一の関係を軸として、このようなグループが加われば、親との関係についても「似た人の発言」から考えていくきっかけになるだろう。

## おわりに

ACという言葉は、臨床歴五〇年になろうとする現在でも筆者にとって大きな意味を持つ。YCという言葉を最初に目にしたとき、ACと相似形ではないかという感覚を抱いたことをおぼえている。二〇一八年以降YCという言葉が広がり、ACのグループカウンセリングや、それ以外の場でも自らの経験を「私はYCだった」と語る人が増えた。長年のACのカウンセリングをとおして得た経験から、もしYCに接することがあればどのようなことができるかについても考えてみた。YCこそケアを必要としているのであり、適切なケアが与えられれば、成人してからの苦しみが少しは減るのではないだろうかと思う。

本稿がYCにとって、その関係者にとって何らかのヒントになれば幸いである。


**参考文献**

Black, Claudia, 1981, It will never happen to me: Growing up with Addiction as as Youngsters, Adolescents, Adults. MAC Publication.（C・ブラック、斎藤学監訳『私は親のようにならない――アルコホリックの子供たち』誠信書房、一九八九年）

平山亮「男の介護を通して見る「ケアとは何か」」二宮周平・風間孝編著『家族の変容と法制度の再構築――ジェ

ンダー／セクシュアリティ／子どもの視点から』第3章、法律文化社、二〇二〇年、五九―七六頁
國分功一郎「類似的他者――ドゥルーズ的想像力と自閉症の問題」檜垣立哉・小泉義之・合田正人編『ドゥルーズの21世紀』河出書房新社、二〇一九年
信田さよ子『依存症』文春新書、二〇〇〇年
信田さよ子『重すぎる母　無関心な父――「いい子」という名のアダルト・チルドレン』静山社文庫、二〇一一年
信田さよ子『共依存――苦しいけれど、離れられない』朝日文庫、二〇一二年
信田さよ子『アダルト・チルドレン――自己責任の罠を抜け出し、私の人生を取り戻す』学芸みらい社、二〇二一年
野坂祐子『トラウマインフォームドケア――〝問題行動〟を捉えなおす援助の視点』日本評論社、二〇一九年
芹沢俊介『現代〈子ども〉暴力論（増補版）』春秋社、一九九七年
澁谷智子『ヤングケアラー――介護を担う子ども・若者の現実』中公新書、二〇一八年

# 家族とは何か

## 「生存戦略」としての依存症

### 依存症と被害経験

一九八〇年、DSM‐ⅢにPTSDが付け加えられたことをきっかけに、さまざまな精神疾患や心理的不調の背景になんらかの被害が想定されることは珍しくなくなった。日本では一九九五年の阪神淡路大震災と地下鉄サリン事件以来、心的外傷（トラウマ）の問題が多くのひとびとの関心を引き、犯罪・災害などに加えて家族内の虐待やDVの被害などにも多くの治療的アプローチがなされるようになった。それに伴い、カウンセリングの場でサバイバルやサバイバーという言葉を用いて自らの経験を語るクライエントも増加した。一般的には虐待（特に性虐待）を受けたにもかかわらず、生き延びたひとのことをサバイバーと呼ぶ。

依存症の治療も時の流れとともに大きく変化してきたが、中でも注目すべきはジェンダーの問題への注目であろう。多くの女性回復者たちが自らのさまざまな被害経験と依存症とのつながりを語るにつれ、依存症・アディクションと被害経験のサバイバルとの不可分な関係が明瞭な輪郭をもって立ち現れたのである。これは、疾病モデルに拠る病気治療というパラダイムに、加害・被害という司法モデルが接合されることを意味した。病気であれ犯罪であれ、ともすれば二項対立的なわかりやすい表現に還元されがちな依存症を、本章ではもっと複層的に把握したいと思う。そのために、サバイバルという意味を包摂した生存戦略という言葉を用いながら、アルコール依存症の家族に焦点を当ててみたいと思う。そこは本人・家族の区別なく、全員が主役として明瞭な生存戦略を演じる舞台のように思われるからだ。本章でとりあげるアルコール依存症者は男性を、共依存は女性を念頭においていることをお断りしておく。

## 近代家族の典型として

習慣的にアルコールを飲んで家族を困らせる父親、その妻である母親と子どもたち。この三者それぞれに対して、依存症、共依存、アダルト・チルドレン（AC）という別個の名前がつけられた。他の精神的疾病であれば病気の本人とその家族というありふれた対比で済むはずなのに、なぜアルコール依存症の家族（以下アルコール家族と略す）だけにこのような独自の命名がなされたのだろうか。

一九七五年、泥沼においったベトナム戦争はやっと終了し、米国は多くのベトナム帰還兵を抱え込むことになった。彼らの多くはアルコールや薬物に依存し、周囲の家族にも深刻な影響が表れた。DVや虐待防止の機運の高まりも同時期に生まれていることは偶然ではないだろう。医療費抑制を目的とした保険制度の改革も相俟って、アルコール依存症治療にはさまざまな職種の援助者が乗り出すことになった。パラメディカル（非医師であるソーシャルワーカーや看護師、心理師など）の援助者も、治療のエビデンスが良好であれば民間保険会社との契約によって保険料金で援助が可能となったからだ。医師のように医学的診断や疾病概念にとらわれることなく、病気の本人かどうかも問わず、「問題」を抱えるひとすべてを援助の対象としたのである。このことがアルコール家族を表現する新しい言葉を生み出す最大の原動力となったのではないだろうか。

米国の精神科医療をめぐるこのような背景とは別の理由を考えることもできる。家族に対する責任を放棄しながら、家長の権力だけをふりかざしてケアを要求する父親、経済的支柱である父親が倒れないようにケアを備給し支え続ける母親、両親の関心外に置かれ幼少時より親に代わって責任を負う子どもたち。父は仕事に、母は結婚生活にそれぞれ挫折し、子どもは目の前で日常的に繰り広げられる暴力的な両親の関係にさらされ続けることで、自らの存在が親の不幸の源泉ではないかという罪責感を刻印される。アルコール家族のこのような姿は、性別役割分業とプライバシー重視に貫かれた近代家族のひとつの典型のように思われる。誰もがどこか思い当たる三者の姿ゆえに、それぞれ独立した三つの名前が必要だったのではないだろうか。

## 力とケアと責任

父・母・子に対する三つの命名、依存症・共依存・ACを象徴するものとして三つのキーワード、力（権力、パワー）・ケア・責任をあげたい。

まず、一般的な家族における力の順位は父→母→子となるだろう。力の末端、つまりもっとも弱い存在である子どもは、もっとも手厚いケアを要する。本人が求めずとも無条件に与えられることが子どもの権利でもある。つまりケアを与えられるべき資格は、力の順位に反比例する。

しかしアルコール家族においては、力の順位とケア享受の順位が同じなのだ。もっとも力のある父親が酔うことで妻や子からのケアを引き出し、家族の誰よりも豊かなケアを受け取るのだ。夫にふりまわされケアを与えることで精いっぱいの母親にとって、唯一のケアの供給源は子どもでしかない。不幸のオーラを漂わせていれば、どれほど幼くても子どもは母をケアするだろう。抱きしめたり背中をさすったりするケアではなく、心配をかけず期待を先取りして実現し、時には母のグチを聞くというケアである。

家族における責任の順位は、本来力のそれと重なるはずである。つまり力を持つことは責任の重さと比例するべきなのだ。ところが、アルコール家族ではこれも反転している。酔った父は何も責任をとらず、その尻拭いをするのは母親である。しかしその母親を情緒的に支え苦労をねぎらい続けるのは子どもである。私ががまんしたからこの家は崩壊しなかった、と語る母親は多いが、そのがまんの下支えを子どもに求めてきたことに彼女たちの多くは無自覚である。つまり責任意識の強さの順位は子→母→父なのである。

望ましいのは、力と責任の順位が重なり、その反転がケア享受の順位となることである。その場合のケアは半ば義務を伴って与えられるが、喜びとともに受け止められ再び与え手の喜びに反映される。ところがアルコール家族は力と恐怖で弱者からのケアを引き出し、しかも責任は弱者に負わせるという構造になっている。そのような家族を父・母・子はどのように生きていくのだろう。三つのキーワードに添って、父・母・子それぞれのアルコール家族における生存戦略を述べることにする。

## 力＝依存症

酔った父の姿は、権力行使を不透明なものとする。凶暴な姿と酔って崩れ落ちるような姿の落差が、そこに力をみてとることを妨害するのだ。DV（ドメスティック・バイオレンス）の被害者支援の現場でも、加害者（夫）にアルコール問題が見られる場合は、処遇が困難を極めるのが通例である。アルコールの酔いは、自己の感覚を変容させることで苦痛を緩和する効果がある。また理性の働きが抑制されるので、誇大感が増幅し饒舌になれるというメリットを生む。仕事を遂行し社会的達成を実現させるための生存戦略として、酔いは有効に機能する。しかしそれが常に成功につながるとは限らない。仕事上の挫折や葛藤、屈辱感や深い自信喪失を社会で体験した彼らは、私的領域で自己中心的にふるまうことによって、力の感覚を取り戻す。家族における酔った父は、しばしば巨大な自己愛に飲み込まれたかのように自己中心的である。妻子に関心を払うどころか家族が自己の延長であるかのようにふるまい、時には脅して言うがままにさせ、時には幼児のように失禁をして妻のケアを引き出す。また、飲酒に一喜一憂する妻の苦悩を見て自分の力を確認したりする。また、酔えば恥の感覚も麻痺する。外では決して言わないような言葉、「俺は男だ！」を連呼する夫は珍しくない。家庭という空間、妻子という存在を所有することによって、傷ついた彼らの力の感覚は補強されていく。おまけに、酔いの好都合なところは、「酩酊人格」をつくることで、それは本当の自分ではないという言い逃れができることだ。こうして酔った行為の結果に責任はないという免責性が保障され、力の行使がさらに容易になるという装置は、長年の男社会が作り上げてきた生存戦略に違いない。アルコール家族は、依存症者にケアを備給し、力（パワー）の感覚を補給することで、彼らの生存戦略の後方基地に仕立てられていく。

## ケア＝共依存

依存症になるとわかっていて結婚する女性はいないので、夫がアルコール依存症になることは、妻にとって一種の契約違反を意味するだろう。かといって即刻離婚できるほど日本の社会は女性に生きやすくできてはいない。とりあえず家族を維持していくしかないと判断すれば、夫が職を失わないように、健康を害しないようにケアするしかないだろう。愛情というより、生活不安がケアする動機である。しかしケアを与えても感謝されるわけではなく、時には殴られ人格を貶められる。深い傷つきや怒りが妻のこころに滞留していくのだが、夫の酔態とだらしなくすがる姿を見るたびに、自分がこの男の生を支えているという力の感覚を得ることはできる。自分がいなければ夫は生きられないという満足感は、夫に対する怒りを一瞬だけでも相殺する効果をもつだろう。共依存と呼ばれる関係はこうして生まれ育っていく。

酔った夫からの暴力暴言に対して感覚を麻痺させ、過去を振り返らず可能性をあきらめてしまえば、つまり「私」などという厄介なものを捨ててしまえば現実はかろうじて耐えることができる。絶えず夫に酒を飲ませないことだけに神経を注ぎ、子どもの将来に心を砕く。「人のために」という大義名分さえふりかざせば、それは愛情であり正しいことだという常識が自分を守ってくれる。他者をケアすることにエネルギーを注ぎ、ケアされた他者が弱者化すればするほど自分は相対的に力を増して他者を支配できるようになる。酔った夫から当初はケアを強制された妻は、時間をかけて「愛情」「世間」「常識」という隠れ蓑をまとった不定形の自己を膨張させ、ついにはケアによって夫の力を奪うようにまで変貌するのである。アルコール依存症の妻が多くの妻たちの典型であるならば、結婚生活に挫折を感じつつもその中で生きるしかない女性たちが編み出した生存戦略こそが、ケアの名を借りた力と支配の行使である共依存である。

## 責任＝アダルト・チルドレン（ＡＣ）

一九九六年に朝日新聞社の流行語に加えられたのが、アダルト・チルドレンだった。「現在の自分の生きづらさが親との関係に起因すると認めたひと」という定義の言葉であるが、現在に至るまでに多様なとらえ方をされながら多くのひとたちに受け入れられてきた。

母親には父親と離婚するという選択肢が残されているが、子どもにとって親は選択不可能である。おまけにアルコール依存症の父はしばしば子どもを虐待し、与えられるべき母のケアを奪った。それどころか、母は父のアルコール問題に関心を集中させるあまり、自分に対する情緒的ケアの与え手役割を子どもに期待した。母から子どもへの期待は、断るという選択肢が用意されていないため、強制と同義である。父は家族への責任を負わなかったので代わりに母がそれを背負ったかに見えたが、その重荷をバトンタッチさせられたのも子どもであった。ケアを強制され、責任を負わされた子どもは、その不可解さをすべて自分という存在がこの世に生まれてきたせいだと理解するしかなかった。理解不能な生活の中で正気を保つためにはそれ以外に合理的説明はなく、家族を離れて生きられない無力な存在にとってそう考えることがたったひとつの生きられる道だった。逆説的であるが、究極の自己否定「この世に生きていてはいけない」は、子どもがアルコール家族を生き延びるための生存戦略だったといえよう。

自分を否定することで生き延びた人たちは、成人後にそれまでの生存戦略が限界を迎える。きっかけは人間関係の挫折や仕事や家族の問題などさまざまである。中には幼いころから感じてきた現実世界との違和感が引き金になった人もいる。ACという言葉は、自分の内面や人格に問題があるのではなく、親との関係に問題があったと断定する。シンプルに表現すれば「親が悪い」と明言したのである。

日本の社会ではタブーとされてきた親批判の先鞭を着けた言葉ACによって、多くの人たちが「自分が悪いわけじゃない」という免責性を手に入れた。いうなれば、幼いころから親の責任までも引き受け、背負ったものの重さに喘いできた人たちが、初めて荷を下ろしてもいいという承認を得たのである。そして自分が親に代わって過剰な責任を負いケアを与え続けたこと、それがアルコール家族における生存戦略であったことを初めて自覚したのである。

## それは自覚されるのだろうか

アルコール家族という舞台における三人の主役たちについて、それぞれの生存戦略を述べてきた。さて、生存戦略が意味をもつのは、それが自覚されることにおいてである。自覚なき生存戦略は時に他者を支配し傷つけることすらあるからだ。三者のうち、もっとも自覚的なのはACの人たちだろう。支え手が皆無の家族をかろうじて生き、自分の感覚すら信じることに怯えながらサバイバルしてきた人たちにとって、ぎりぎりのところで自分を繋ぎ止め支えたものは自己省察だけだった。

依存症者の一部は断酒に踏み切り、素面《しらふ》の人生を歩み始める。彼ら回復者たちの体験発表を聞くと、事後的にではあるが飲酒が生存戦略であったことを語る。それは苦しみと共に語られ、妻子に与えた影響への謝罪も含まれる。なぜなら、飲みながら生きたことは、妻と子を巻き込むことで生きたことを意味するからだ。そして酔うことで免責を求め、パワー幻想に浸っていたことを認めることも意味する。彼らの生存戦略の自覚は、加害者性の自覚を意味するために深い懊悩を抜きにはなし得ないと思われる。おそらく断酒という一点のプライドと、自助グループなどにみられる周囲からの承認と賞賛がそれを可能にするのではないだろうか。

前記の二つに比べると、共依存は自覚される必要性が少ない。なぜなら、アルコール依存症の妻は日本では同情の対象となり、苦労をねぎらわれる存在だからだ。まして子どもが親思いで優秀であればすべて母親の功績になり、正しく愛情を注いだ妻（母）は批判されるどころかますます無敵になる。もちろん夫への不満や怒りは伏流しているが、子ども（特に娘）という支え手が機能していればいっこうに困らない。「私」「自我」などというめんどうなものを脱ぎ捨てたぶんだけ、無責任で野放図になれる。とすれば、子どもが母親に異議申し立てをすることだけが、母親の生存戦略を自覚させる契機になるだろう。自らの支配性を彼女たちが自覚するには、支配された当事者である子どもからの抗議や告発が欠かせないのである。被害者である子どもからの告発によって自らの加害者性を自覚することは、夢中で無自覚なまま生き抜くことよりはるかに困難な課題ではないだろうか。依存症者が命と引き換えに断酒するのは、彼らの生存戦略の破綻を意味するが、アルコール依存症の妻としての生存戦略には、有効期限はないのだ。

## おわりに

アルコール家族の三者と三つのキーワードをめぐり、生存戦略について述べてきた。依存症者は飲酒による自己破滅という限界に直面せざるを得ないことによって、ACは自己否定と過剰な責任性による限界が生きづらさとして感知されることによって、いずれも生存戦略は自覚される。前者はそれによってパワーを手放し有責性を引き受け、後者は免責性を獲得する。この二者の対照性は明瞭だ。ところが共依存という生存戦略は、日本の家族をめぐるドミナントな価値観との融合によって限界どころか新たな支配と力に変貌する。母が重いという娘たちの絶望と共依存パワーの不滅ぶりは通底しているだろう。

生存戦略はそれがどのようなものであったとしても、自覚されることにおいてかろうじて肯定される可能性がある。自覚という局面を共依存の女性たちが半ば意図的に避けているとすれば、自覚することが途方もない絶望を彼女たちにもたらすからなのかもしれない。なぜなら、彼女たちがそれを「選択」したことを意味するからだ。生きていく自信がないので依存症の夫と別れる選択をしなかったことの責任を問われるほど残酷なものはないだろう。だから彼女たちは生存戦略としての共依存を自覚しないのだ。ケアすることによって生じる権力は、依存症の権力の対極にあるが、結婚幻想の崩壊と経済力のない女性が子どもを抱えて生きていく困難さと表裏一体であるととらえなければ、共依存に対してあまりに厳しい見方になってしまうのではないかと思われる。

酔いによるパワーと免責獲得という生存戦略を自覚し有責性を引き受ける依存症、過剰な自己責任と自己否定という生存戦略を自覚し免責性を獲得するAC、あえて生存戦略に無自覚なままケアというパワーを行使し続ける共依存。三者が展開するドラマは、何よりリアルに普通の家族（近代家族）の実体をつきつけてくるように思われる。

# 自分自身が抱える問題で精いっぱいの親たち

## はじめに

与えられたテーマにある「親たち」ということであるが、親として父親、母親、両親そろっての三種類が考えられる。読まれる方はたいてい母親を想像してしまいがちだが、そのこと自体がすでに問題ではないだろうか。母親が手いっぱいであれば父親が、もしくはどちらかの両親（祖母・祖父）が代わって育児機能を分担すればさほど問題はないだろう。このように考えるようになったのは、親との関係に問題を感じてカウンセリングに来談するひとたち（多くは女性）の話を聞いてきたからである。生育過程において、母親になんらかの問題があったにもかかわらず、家族の誰かがケアしてくれたために生きてこられたと語るひとは多い。父親、祖母、祖父、そして叔父や叔母の存在が関心を払ってくれたために、それほど問題を感じず成長したと言うひとも珍しくない。

もっとも深刻なのは、核家族であり、外部に対して家族が閉じている場合である。頼みの綱である父親が仕事で不在だったり、時にはひとり親だったりすれば、母親の状態が即子どもに影響することになる。いわば家族内のセーフティネットの不在である。本論に入る前にそのような育児機能の分担と、母親一極集中のリスクへの対応が必須であることを強調したい。

## 四つのタイプ

育児機能を主として担うのは母親であるという前提で述べたい。自分自身が抱える問題で母親が精いっぱいになる場合には、次の四種類が考えられる。

（1）なんらかの心理的精神的な問題がある

自分自身の抱える問題で精いっぱいとなった親は、子ども虐待の一種であるネグレクト（子どもの無視や育児放棄）に陥りがちである。極端な場合は日常生活の世話もせず、食事をつくらないこともある。

妊娠中はそれほどでもなかったが、出生と同時に母親自身が不安定となり、うつ状態が深刻化することは珍しくない。帰宅すると母親がいつも寝込んでいたり、自宅を整理整頓できないためにゴミ屋敷になったりする。中には結婚前の既往歴が出産後出現することもあり、子どもの身体に触れられなかったり子どもの排泄の世話もできなかったりする。外界に対する恐怖や、不潔恐怖がひどい場合は、子どもをその世界に同化させる結果となる。外出から戻った際に一〇分間手洗いを強制したり、衣服をすべて着替えさせるといった例は珍しくない。中には妄想状態がひどかったり、明らかに幻聴に支配されたりする母親もいる。その場合、父親（夫）が気づかないことが問題なのだが、父親自身が自分の問題（多くは仕事）に逃げ込み、妻子への関心がない。子どもが学齢期になり、集団への不適応がきっかけになって、背後の母親の病理が初めて明るみに出るという経過をたどる場合がある。教育現場では、このような可能性を熟知していなければならないだろう。

（2）母親がDVを受けている

DVには身体的暴力はもちろんのこと暴言や無視、夫の浮気やギャンブル・アルコール問題なども含まれる。育児に関心を払いたくても、日常生活が恐怖と不安に満ちていればそれどころではないだろう。その場合に母親は自分自身の問題で精いっぱいというより、夫の態度にすべての関心を奪われているといったほうがいいだろう。発言次第では殴られるかもしれない、今日はギャンブルをしたかどうか、夫の飲酒量はどうなのかといった問題に関心が集中しているのだ。もちろん危害を加えられないように、金銭上のトラブルを起こしたくないためであるが、子どもへの関心は優先順位の下位になる。

言うなれば、家族において最大の関心が夫（父）という状態が生まれ、その一挙一動に母親の関心が集中するのだ。それも愛情からではなく、空襲や震災を恐れるような恐怖と緊張に彩られた関心なのだ。本来もっとも脆弱でケアを要する子どもに両親の関心が集中することで生育環境は整えられるはずである。

またDV被害を母親が受けている場合、母親は子どものケアがほとんど不可能となる。夫からの行為や言葉で傷つきながら、中には夫の悪口を子どもにできるだけ言わないように抱え込む場合もある。子どもが抱く父親像を壊したくないから我慢してきたと語る女性は多い。そのことがさらに母親の抱える問題を大きくするのである。近年ＤＶ被害者支援において、ＤＶ被害を受けた母子をひとくくりで援助する必要性が叫ばれるようになった。主たる育児者である母親が、親のいっぽうである父親から暴力的あつかいを受ける光景を日常的に見聞きすることは、子どもに想像以上の影響を与えることが明らかになってきたからだ。

### （3）貧困の影響

子ども虐待において、多くの要因のうち貧困がもたらす影響は過大評価しすぎることはない。貧困は経済的な問題のみならず、言葉や文化、人間関係すべての貧困につながる。飢えなくても、育児や親の役割に関して無法地帯のような家族は、子どもをとりまく暴力事件によって表面化している。親として最低限しなければならないこと、子どもはどのように育つのが望ましいか、といった常識が欠落している家族が膨大に存在する。児童相談所や養護施設における虐待支援従事者は、想像を絶する親たちに日々出会わなければならないのが現実である。

子どもは親が生きるための資源と化し、娘の下着を売買したり万引きをさせたりする親、戸籍がないままの子どもも多い。親が生きるための道具となった子どもは、さまざまな搾取を受けるが、親のがわにそれほど罪悪感があるわけではない。搾取に対して反抗すれば暴力をふるって従属させるだけである。その結果子どもが死んでしまったとしても、それほど衝撃を受けるわけではないだろう。親教育、虐待親への心理教育が最低限必要だとおもうのは、そのような家族の存在が長期化する不況のもとで増加しつつあるからだ。

（4）自分と親との関係に翻弄されてしまう

出産するまではそれほど自覚的ではなかったにもかかわらず、出産し育児が課題として否応なく迫ってきたとき、育児書よりも確かなものが親からケアされた経験だったり親から言い伝えられた言葉だったりする。それを契機に、これまで信じてきた世界が瓦解したり物語が反転し、母子関係が混乱してしまう女性は珍しくない。自らが母親となることで、親との関係が初めて相対化され別の視点で見直すことが可能となるからだ。このような混乱は、自らの生育歴の転換に伴う混乱と同時に、同じようなことを子どもにしてしまうのではないかという「世代間連鎖」への恐怖と重なって、育児が怖くなるという事態を生み出す。世代間連鎖は科学的根拠が脆弱であるにもかかわらず、多くの母親にとって一種の呪縛として広がっている言葉だ。

カウンセリングに来談した女性たちを呪縛から解放する必要があり、いっぽうで母との関係を新たな視点でとらえなおすチャンスを求めたことを評価しなければならない。

### 両極端の関心

親が自分自身の抱える問題を自覚しているということは、子どもの問題と自分の問題とのあいだに差異や境界が存在するということである。しかしながら、子どもの存在が見えなくなってしまうと、子ども虐待の一種であるネグレクト（子どもの無視や育児放棄）に陥りがちになるだろう。極端な場合は日常生活の世話もせず、食事をつくらないこともある。

いっぽうで、子どもの問題に集中し翻弄された親が、自分の思い通りにならない（子どもの他者性に直面する）ことに怒り、暴力的になってしまうことで生じる虐待もある。

二者は正反対に見えるが、実は鏡の裏と表の関係にある。自分の問題で頭がいっぱいになり子どもへの関心が生まれないということは、親にとって子どもが存在しないということだ。もういっぽうの場合、子どもがすべてであり子どもの一挙手一投足が自分の生活そのものとなる。つまり自分の存在が子どもに重なっており、美しい表現でいえば母子一体化、無私の母状態が生まれる。しかし別の角度から見れば、子どもが母親の世界に呑みこまれているともいえよう。

二者は、子どもの存在がゼロとなるか、それとも自分そのものとなって一〇〇となるかであり、親とは異なる意志と動機をもつ子どもという存在を認めない、つまり子どもの他者性を認めないという点においてはまったく同じなのである。

### 子どもに与える影響

（1）のタイプにみられるような、関心の範囲外に置かれた子どもは、親からの関心を引くためにさまざまな問題行動を起こしたりする。学校で暴力沙汰を起こしたり、非行に走る子どもたちの一部には、親からの関心を渇望する心性がみられる。残酷なことであるが、親は困らなければ子どもへの関心を払わないのが通例なのである。思春期を迎えた子どもが、親にとって利用可能になったとたん、あたかも関心を払ったかのように子どもに接近する親がいる。娘の美貌を利用して芸能界に売り込んだりする例は枚挙にいとまがないだろう。自分という存在が親からの関心の動向にしたがって輪郭を持ち始めるのだが、そもそも関心が注がれていないことがどれほど深刻な問題かを強調したい。

（2）や（3）の親の場合、子どもはすすんで親の保護者や庇護者、さらには親の救済者の役割をとる。母親のためにではなく、むしろそうしなければ家族が崩壊するかもしれないという存在の危機感がそうさせるのであり、母親が生きられなくなることは子どもの生存の危機でもあるからだ。非日常ではなく、そのような緊張や危機が日常化すると、子どもにとって「安心」「安全」という基底的感覚が醸成される機会が失われていく。暴力や流血、泣き叫ぶといったいわば非日常的場面が、その子どもにとっては日常性の構成要素となるのだ。そのことが成人後の選択に大きな影響を与える。自ら危機的状況を作り出す、平穏になると落ち着かないといったライフスタイルや、安定した人間関係構築の困難さといったあらわれになるだろう。時にはもっと深刻なトラウマの影響がみられる場合も珍しくない。

## 他者性というキーワード

関心が払われない、子どもを取り込むという両極にわたる他者性の不在は、どちらがいい悪いという問題ではなく、ともに大きな影響を与えることになる。特に近年の母娘問題に顕著な「母が重くてたまらない」という娘たちの存在の顕在化は、後者の取り込み型の母親への抗議・プロテストであろう。

このように述べてくると、望ましい親の姿がおのずと浮上してくる。自分の問題を抱えることが問題なのではなく、そのことだけに集中して子どもへの関心がゼロになってしまうことが問題なのである。子どもが生きがいであり、子どものことにエネルギーを集中することが問題なのではなく、子どもだけに関心を限定することが問題なのである。

新生児期の親からの関心が一〇〇％集中する時期から、徐々に子どもが自律的存在として動き回るようになり、学齢期ともなれば親への秘密をつくり親が入り込めない子ども集団ができていくこと。このような他者性の承認という状態への移行をどの程度スムーズに行うかが重要となる。それは母親自身の能力というより、父親という他者の介入、さらに家族が孤立しないこと、そして母親自身が他者からの援助に開かれてあるということが鍵になるだろう。

**参考文献**
信田さよ子『母が重くてたまらない——墓守娘の嘆き』春秋社、二〇〇八年
坂上香『ライファーズ——罪に向き合う』みすず書房、二〇一二年
L・バンクロフト＋J・G・シルバーマン、幾島幸子訳『DVにさらされる子どもたち——加害者としての親が家族機能に及ぼす影響』金剛出版、二〇〇四年

# 丸山豊『月白の道』

——オロオロ歩きながらトラウマについて考える

## ひとつの出会い

初版『月白の道』の冒頭部分を引く。

「私たちはおたがいに心の虫歯をもっていたほうがよい。ズキズキと虫歯がいたむたびに、心のおくの一番大切なところが目ざめてくる」

丸山豊を知ったのは、ひょんなきっかけからだ。二〇〇八年に熊本の知人といっしょに福岡県八女郡星野村を訪れる機会を得たが、そこは古くからお茶の名産地であり、星野焼という江戸時代久留米藩の御用窯があった。それを現代によみがえらせたのが山本源太という陶芸家だ。秋深い冷気の中、作陶の場である源太窯をご本人に案内していただき、骨太な作品に触れさせてもらった。彼は陶芸家と同時に詩人でもあり、師と仰いでいたのが丸山豊（一九一五—一九八九）だった。

福岡出身の詩人であり医師である丸山は、早熟な感性の持ち主で、一〇代ですでに詩を発表していた。一九四二年二七歳で応召され軍医としてフィリピン、ボルネオ、ジャワ、中国雲南省に駐屯。その後一九四四年には雲南省から北ビルマ、タイを転戦し、負傷兵の輸送や中継業務にあたった。一九四五年敗戦の報を知ったのはビルマとタイの国境線上だった。その後象に乗ってタイに移動し、翌一九四六年に三一歳で故郷の久留米に戻る。復員後久留米で医院を開き、診療のかたわら詩作に励んだ。タイトルの言葉は応召直後につくられた次の句からとられたものだ。

月白の道は雲南省となる

月白《つきしろ》とは、いま月がでようとするときの空のしらみのことを指している。

## 理由のわからない死

丸山は詩人として高名であり、没後一九九一年に設置された丸山豊記念現代詩賞の第一回受賞詩集が谷川俊太郎『女に』であったことからもそれが窺える。詩を愛することにおいては人後に落ちないという自負を抱いていたが、なんの予備知識もないままに、山本源太が師と仰いだという理由から、数冊の丸山の詩集と木書を読むことになったのである。

『月白の道』の初版は一九七〇年、『西日本新聞』に一九六九年から戦記として連載された文をまとめたものである。新聞社に請われたこともあろうが、年譜を見るとその前年一九六八年に心臓病で病臥したとある。おそらく今書いておかなければという責任意識が衝迫となったのだろう。丸山がたどったビルマからタイに至る川床は、道の両側に亡くなった兵士の遺体がうずたかく積まれ白骨街道と名付けられていたことからも、その凄惨さがわかる。そこから奇跡的ともいえる生還を果たした丸山だが、戦場で生死を共にしたふたりの兵士のその後ついて、初版のあとがきで触れている。この記述が持つ意味については追って述べる。

医院にほど近い戦災者のための急造住宅で、ぱったりとかれと出会いました。まじめに戦後の生活の準備をしている様子でした。ところが、その次に会った折には、かれの生活のすみやかな荒廃にびっくりしました。そばにはやさしい老母がいるのに、かれは魂をだれかに売りわたしたかのように自棄的でした。霜柱のかたいある夜あけ、たぶん夜っぴてドブロクにひたってきたかれは、自宅の戸口でつめたくなって倒れていました。

かしこくてきびきびして、明るくて、勇敢で、模範兵のなかの模範兵ということができました。死のひしめきを運よくくぐりぬけて、なつかしの山ふところの村、背振にかえりつき、老母がまもってきた田畑を耕すことになりました。貧しい農家ではありましたが、といってもその日の糧に困るほどではなかったといいます。そのうち、となり村の農家の娘をめとり、げんきな子供をうみ、村の篤農家として、一見なごやかな朝夕を送っていました。そして十数年が経過しました。ある日、とつぜん、「なんの理由もなく」農薬をのんで自殺したのです。もちろん、遺書も遺言もありません。村のひとは、不思議なことよ、と首をかしげるだけです。かれの未亡人は、毎年旧の正月になると、あたらしい餅をどっさり風呂敷につつんで、おんぼろバスにゆられて里へ降りてきます。むかし上官であった私に、餅をふるまうというのです。そして、帰りしなに一度はつぶやくのです、「どうして死にんさったか、ちっともわからん」

## トラウマと戦争

これらの描写をありありと思い出したのは、本書を読んでから一〇年後、『戦争とトラウマ——不可視化された日本兵の戦争神経症』（中村江里著、吉川弘文館、二〇一八）に接したときである。あの戦争が従軍した兵士たちの精神にどれほど深い傷を与えたのかを、膨大なカルテから立証した力作だが、記憶の中にあったあの丸山の記述が並行して浮かび上がった。ふたりは戦争のトラウマによって自死したのだ、そう確信した。

トラウマという言葉の誕生からの歴史は略すが、広範に用いられるようになったのは一九八〇年のＤＳＭ-Ⅲ（アメリカ精神医学会による『精神障害の診断と統計マニュアル』）にＰＴＳＤが加えられてからである。科学的根拠に基づく操作的診断を徹底するための改訂だったのに、因果関係を措定するＰＴＳＤが加わったのは、一九七五年に終わったベトナム戦争帰還兵たちの精神障害（数々の依存症も含む）を救済するという政治的目的もあったと言われる。

多くのアメリカ映画は帰還兵の姿を詳細に描いてきた。『プラトーン』（オリバー・ストーン監督、一九八六）は監督自身の経験に基づき、戦後一〇年経ってつくられている。また二〇〇四年のイラク戦争体験に基づいた『アメリカン・スナイパー』（クリント・イーストウッド監督、二〇一四）は、同じく戦後一〇年を経て制作されたが、戦争トラウマの悲惨さをより具体的に描いているのが特徴だ。トラウマという言葉のもつ因果性と帰責性によって、一九八〇年代のアメリカでは多くのセラピストたちがこれを活用した。さまざまな心理・精神的不調の背後には親からの虐待（中でも性虐待）のトラウマがあるというセラピーを実施したのである。これはフォールスメモリーシンドローム（偽記憶症候群）と呼ばれて家族擁護派から批判された。

このようにトラウマは記憶の問題として立ち現れる。アメリカでは心理学の大衆化とベトナム戦争後のトラウマの問題が同時に生起したのだが、日本でも同様なことが起きた。日本でトラウマという言葉が人口に膾炙したのは、戦争ではなく震災によってである。一九九五年の阪神淡路大震災を契機として、メディアはトラウマやＰＴＳＤという言葉を広げ、中井久夫訳による『心的外傷と回復』（ジュディス・Ｌ・ハーマン著、みすず書房、一九九六）は、分厚い本だったが当時異例の売れ行きを示した。ＡＣ（アダルト・チルドレン）という概念は親からの被害やトラウマを自己申告することを容認したが、一九九六年に流行語として広がった。トラウマという言葉がどれほど多くの人に必要とされたかを表している。

二一世紀になってからはトラウマ研究は精神医学のひとつの潮流となり、トラウマ治療の方法もエビデンスを積み重ねている。

## 四四年の歳月

八〇年代にアメリカの潮流を察知していたのは、日本の精神科医でもごく少数であったことを考えると、一九八九年（平成元年）に七四歳で亡くなった丸山は、トラウマという言葉を自らの戦争体験とつなげることはなかったと思われる。しかし彼の年譜を追えば、そこから浮かび上がってくるものがある。一九四五年の敗戦、一九四六年故郷久留米に医院を開業、それから一〇年ほどのあいだにあのふたりの死を経験しているのだ。

初めて丸山が戦記を書くのは、なんと敗戦から二四年を経てからなのである。しかもそれまでの丸山は、散文を嫌いエッセイもほとんど書かなかったと述べている。一九六八年と言えば、全共闘など学生運動をはじめとする左翼運動が社会的に高まっていたころだ。その時期にあえてエッセイとして戦記を書くために、どれほどの覚悟が要ったか。細部を読めば、本書が実に慎重に反戦との距離を置いていること、過去の美化に至らないための配慮に満ちていることがわかる。

「英霊・玉砕・平和という三つの言葉の使用について慎重であるべき」というのが丸山の基本的姿勢だった。

驚くのは、さらにそれから一八年経った一九八七年に「南の細道」という文章を追加して増補版が復刊されたことだ。敗戦から四四年の歳月を経て表された新訂増補版は、しかしながら実に生々しいのである。回顧という気配は皆無であり、昨日のことのように鮮明な記述が続く。二年後に亡くなった丸山は、復刊の序でこう記している。

この一冊によって私は私の戦後をむすぶ。戦争の理不尽を訴え、同時に戦場において極限にまで痛めつけられたヒューマニズムが、しかもなお美しく屹立していたことを語ったつもりである。

## 詩と連続性

一九四五年に終わった戦争経験が、二〇年余を経て初めて詩ではなくエッセイとして言語化されたこと、さらにそれから二〇年近く経って改訂され復刊されたという事実。そこに戦争トラウマの影響を指摘したいと思う。人生においてどうにも整理・統合できない異質の記憶としてトラウマはそのひとを蝕み続ける。記憶によって蝕まれ、追い詰められ、それゆえに酒や薬に嗜癖し、記憶を消し、人格を分けることで生きる。もう記憶から自由になれたかと思うと、突如においや触感、音までもが生々しくよみがえって、自分の立っている足元を揺るがすのだ。このようなトラウマの機序を知ることなく、あの戦時の記憶を抱えてどのように丸山は生きたのだろう。

復員直後からの旺盛な詩の創作活動は、彼の戦争トラウマへのひとつの対処であったに違いない。『丸山豊詩集』（土曜美術社、一九八五）を読むと、一〇代から晩年に至るまでの彼の詩がひとつの連続体であるかのようにとらえられる。戦時のあの四年間の不在を感じさせないほど、その世界はつながり続けている。あの戦争で生死の境をさまよったことに左右されず、断絶をつくらないことが詩人である丸山の一貫性のようにも思える。しかし、その強固さは何かを否認することから生まれたものであり、彼の戦争トラウマの深さを表している気がするのだ。

時間の切断は記憶の切断でもある。復員後、新しい日本で記憶と時間を新しく積み上げる作業がどれほど困難なことだったろう。あのふたりの「意味不明」な死がそれを物語っている。しかし丸山は、自分の奥底にある詩への情熱によって、応召前と復員後を連続させたのである。そこに断絶をつくることは、死に等しいことを犀利な彼は知っていたのだ。トラウマという言葉は存在しなかったが、トラウマは人を殺す、人は記憶によって死に至るということを、丸山は直観していた。だから彼は、まるで従軍した四年間が存在しなかったように、それを跳び越えて詩を創り続けた。それでもあの四年間のトラウマは不気味に丸山をどこかで脅していたのだ。そうでなければ、ふたりの死をわざわざあとがきに記すことはなかったはずだ。

詩人として医師として地位を獲得し、多くの詩人を育てながらも、あの戦争の記憶を詩ではなく散文として表すには二〇年という歳月が必要だった。

トラウマ研究の進展は、私たちは記憶とともに生きざるを得ないという酷薄な事実をつきつける。水に流したり、ポジティブ思考で前を向くといった標語が、却ってトラウマを深化させるかもしれず、時には他者への残酷なまでの支配や暴力へと転化するかもしれないことも明らかにした。

『月白の道』を戦争トラウマの書と呼ぶひとはまだいないが、パンデミック下で再読すると、そう断言したくなる。決して大部ではないが、死の行軍ともいうべき戦線の実情が、クリアにしかも節度を保って流麗に描かれている。コレラ、マラリヤ、ペスト、チフスなどに罹患した兵士、そこにたかる蛆、しらみ、ノミ、蟻についての記述は、戦争におけるもうひとつの敵が感染症だったという事実を知らしめるに十分である。

## オロオロ歩く

二〇二〇年四月初めに緊急事態宣言が発令されてからの二か月、いったいどのように過ごしていたかを書いてみたが（「カウンセラーという職業の場合（緊急特集＝新型コロナでどうなりましたか？）」『精神看護』二〇二〇年七月号、医学書院、三一五―三一九頁）、それでも物語るにはまだ早すぎる気がする。時間の輪郭がぼやけているなかで、感覚的によみがえってくるいくつもの場面がある。空の色があまりに澄んでいるので窓を開けたらぴゅーっと風が吹きこんできた。その瞬間、私はまるで瘴気を吸い込んだかのような気がして窓を閉めてしまったのだ、まるで宮崎駿のラピュタの世界だと嘆くしかなかった。感染者数や死者数ばかり目にしていると、外界にはコロナウイルスがうようよと充満している気がしてきて、結界を越えて外出するのにものすごいエネルギーを要した。まばゆいばかりの五月の陽の光を浴びながら、隠密の気分で午後の住宅街を通り抜け、早足で小さな公園まで歩いた。私の頭の中では宮沢賢治の「雨ニモマケズ」の一節がずっとリフレインしているのだった。「サムサノナツハオロオロアルキ」……そう、あの期間私はいつも「オロオロ」歩いていたのである。

なぜあの期間の記憶が物語ではなく、場面《ショット》でしか語れないのか。あの空気の明るさと底なしの恐怖が同時に矛盾なく存在しているのも不明瞭なままだ。それについては斎藤環が「〝感染〟した時間」（note、二〇二〇年五月一三日）「失われた「環状島」」（note、二〇二〇年五月三日）で時間感覚の変容という視点から鮮やかに論述している。一九一八年のスペイン風邪のパンデミックが歴史から奇妙に健忘されていることを指摘し、社会的に外傷化されなかった悲劇だと斎藤は述べる。

あの二か月間（そして今も）は、果たして外傷的経験だったのだろうか。二一世紀を生きる私は、たしかにトラウマの機序に関する知識は有している。しかしこれはどのような外傷なのか。丸山の描く戦地とは異なり、衣食は足り、時間はあり、電車も動いている。ではコロナによる死への恐怖なのだろうか、感染して社会から排除される恐怖なのだろうか。五感ではなく、すべてが情報によって伝達されているがゆえに、まったくその輪郭が見えないままなのだ。

こう書いてくると、オロオロ歩く日々になぜ再び私が『月白の道』を手にとったかがわかる気がする。今回のパンデミックにともなう私的な経験と、丸山の社会的外傷である戦争経験はいわば対極にある。コロナの死とあの復員兵二人の「理由のわからない」トラウマの死とはこれまた対極なのである。しかしこれまで戦争トラウマの書としてカテゴライズされてこなかったからこそ、極限まで洗練された本書のことばはかえって生々しく今の私たちのトラウマを言い当てている。その照り返しが現在《いま》起きつつある経験に輪郭を与えてくれる。この奇跡のような表現こそが、茫漠としてオロオロ歩くしかない私が求めていたものだった。

# 「家族の暴力」はなぜ繰り返されるのか

## ――〝閉ざされた空間〟に潜む病理に、専門家が提示する克服への処方箋

### 家族の中の暴力は同時多発的

二〇一八年三月、東京都目黒区で五歳の女児が虐待死しました。「おねがいゆるしてください」と女児が記した悲痛なノートに衝撃を受けた読者も多いはずです。

二〇一九年一月には、千葉県野田市で一〇歳の女児が虐待死しています。児童相談所が彼女を一時保護したものの、威圧的な父親の剣幕に押されて一時保護を解除。その後、女児は父親による暴力の末に自宅で亡くなってしまいます。二つの事件の加害者は、いずれも父親でした。また、父親による激しいDV（Domestic Violence= 家庭内暴力）のもと、母親も虐待を放置し、父親の行為に加担したと見られています。

DVと虐待は、名前こそ違っても、一つの家庭の中で起こる「家族の暴力」です。一番の弱者である子どもに対する虐待は近年、社会的な認知も進み、以前に比べて表面化しやすくなっていますが、夫婦間、きょうだい間の暴力、高齢者への虐待などはなかなか表に出てきません。家族の中での暴力は、さまざまな形で同時多発的に起きるものです。虐待の背景には多くの場合、DVが潜ん

でいることを見過ごしてはなりません。

日本において虐待やＤＶの問題が広く認知されるようになったのは、一九九〇年代以降のことです。七〇年代から知られていたのは思春期の子どもから親への暴力だけでしたので、それが家庭内暴力と呼ばれていたのです。そんななか、バブル真っ盛りの一九八七年、小児精神科医の池田由子さんが『児童虐待　ゆがんだ親子関係』（中公新書）を出版して話題を呼びました。その後、一九九五年には国連主催の世界女性会議（北京会議）で「ＤＶ」という言葉が使われ、日本でもこの略称が認知されていきます。

これらを契機に虐待やＤＶについて国内でも議論が高まり、二〇〇〇年には児童虐待防止法（児童虐待の防止等に関する法律）が、二〇〇一年にはＤＶ防止法（配偶者からの暴力の防止及び被害者保護等に関する法律）が国会で成立。家族の中の暴力にようやく光が当たるようになりました。

かつて日本における虐待は、戦災孤児や捨て子として問題視されていました。多くが戦後の混乱や家族との死別、経済的困窮など、「育てたいのに、育てられない」という逼迫した特殊な時代下の事象としてとらえられていたのです。

ところが戦後、高度成長期の終焉とともに、再び子殺しや捨て子が社会問題になります。コインロッカーに赤ん坊を置き去りにする事件が一九七〇年代前半に起き、飢え死にするほどの困窮状況ではないのに、親が子どもを捨ててしまう事態が問題になったのです。この事件をモチーフにした村上龍さんの小説『コインロッカー・ベイビーズ』（講談社、一九八〇）はベストセラーになりました。

これは社会病理に加えて、核家族化の進展などを背景にした家族の病理としての虐待という視点の出発点ととらえることができます。いっぽうで、平成の始まり、一九九〇年代のバブル崩壊時には、不況の煽りをもろに受けた大阪や東京の町工場が密集する地域を中心に子どもの虐待死が増加、虐待防止運動が盛んになりました。新たな経済的な困窮によって、家族が追い詰められ、結果として虐待や暴力の増加につながったためと考えられます。

このように虐待の問題は、社会の変化や経済状況と密接に関係しています。その後も「失われた二〇年」と呼ばれる長期不況の時代が続き、今や世帯間の経済格差は拡大するいっぽうです。平成の始まりに家族の暴力が広く顕在化し、目黒・野田に代表される悲惨な虐待死事件によって平成は幕を閉じたとも言えるでしょう。

## なぜ加害者は暴力に走るのか

DVや虐待を発生させる大きな要因の一つが貧困です。ひとり親世帯の貧困は、近年大きな社会問題となっていますが、ここで気をつけなければならないのは、ひとり親であることがそのまま虐待に直結するわけではないということです。私はむしろ、両親が揃っている家庭ほどDVや虐待が深刻化しやすいことを危惧しています。

ひとり親世帯は、支援や手当などを受ける必要性から、行政へのアクセスの機会は少なくありません。ある意味、外部に回路が開かれているため、虐待の兆候を周囲が察知しやすいとも言えます。

いっぽう、両親が揃っている家庭は支援を求める必要もなく、外部との回路が閉ざされがちです。プライベートな空間の家庭には、外部の目が入る余地がありません。深刻な虐待が行われていても、周囲の目が届かず、暴力がエスカレートしやすいのです。

野田市の事件では、虐待を止めなかった母親へのバッシングが過熱しました。二〇二三年六月には母親に対し、夫の暴力を止めなかった傷害幇助罪で、懲役二年六カ月（執行猶予五年）の判決が確定しています。果たして彼女が夫の支配から逃れ、暴力を止める術は本当にあったのでしょうか。

私は長年、DV被害者の支援と加害者の更生プログラムの実施に携わってきました。臨床の現場で驚くことは、DVの加害者も被害者も、その行為がDVだと認識していないケースがあまりにも多いという現実です。

そもそも加害者は、配偶者を殴ってもそれがDVに当たるなどとは思わず、殴らせる相手が悪いと思っていますので、それがDVと指摘されると逆切れします。いっぽう、殴られている人は自分が悪いからだと信じているので、自らを責めるばかりでそれ以外の世界や生き方を想像することもできません。この母親も、恐らく同様の状況にあったと推察されます。さらに彼女は亡くなった女の子のほかに一歳の乳児も抱えていました。慣れない土地で、外部との回路が遮断されている。自分の置かれた状況がDV被害という自覚ももてないとすれば、この環境を離れて生きる可能性など見えなかったでしょう。完璧な支配とは、選択肢がないと相手に信じさせることです。彼女にとって、自宅にとどまることしか選択肢はなかったのではないでしょうか。

加害者がしばしば「不満があれば出ていけ！」と怒鳴るのは、家を出れば生きていけないという

「選択肢の無さ」を思い知らせるのが目的です。こうやって、被害者を追い込むことで逃げないように仕向ける、つまり鍵を掛けて強制しなくても、進んで服従するようにさせるのです。

ではなぜ、加害者は家族に対して暴力を振るうのでしょうか。心理学では、幼いころに親との関係で安定感や安心感を獲得できなかったことを「アタッチメント形成不全」と呼びます。これはいわゆる愛情不足ではなく、あくまで子どもにとっての安心感が欠如していることを指しています。この人たちが成長し、親になった時、自分の子が泣き止まなかったり、言うことを聞かないといった不快な反応を示すと、ケアや優しさではなく、「自分の存在を否定された」「敵意を向けられた」と感じて、子どもに対して怒りや不快感を示してしまう場合があります。配偶者に対しても同様の反応を示せば、これが虐待やDVになる危険性は高いでしょう。全ての加害者に当てはまるわけではありませんが、幼少時のアタッチメントの欠如はその後の家庭生活に深刻な影響を及ぼすのです。

また、DV加害者が自分の家庭を「解放区＝何をしても許される空間」であると認識していることも、暴力を助長する温床となっています。夫にとって妻は、「全てを受け入れてくれる存在であるべき」といった男性たちの女性観は、DVの背景としてしばしば強調されています。近年、会社ではパワハラもセクハラも許されなくなりました。歓迎すべき事態ですが、なかには「家族だけは好き放題を許すべき」と考える人もいるでしょう。特に経済的支柱である男性は、そう考えがちではないでしょうか。

このように公共空間から暴力が排除されればされるほど、鬱屈した感情や暴力のはけ口は、家庭の中に押し込められていきます。「配偶者と言えども自分の思い通りにならない」「子どもは自分の所有物ではない」といった考えをもっていないと、誰の目も気にしなくていい自宅だけがストレス発散の場になり、傍若無人にふるまってしまうのです。

そういう人は「自分のほうが被害者だ。こんなに仕事をしているのに、家族から全く理解されない」と逆に配偶者や子どもに対して恨みや被害者意識を抱きがちです。よもや自分の行為が暴力などとは思いもしません。そのような現実は非常に多いのではないかと私は考えています。ＤＶや虐待は決して遠くにあるものではないのです。

## 閉じた空間で歪む家族の価値観

親が子に対して行う過剰なしつけや教育、いわゆる「教育虐待」も深刻な問題です。二〇一六年に名古屋市で、当時一二歳の息子を父親が包丁で殺害した事件は記憶に新しいことと思います。「しつけ」「愛情の発露」と称し、子どもを殴って育てるスパルタ教育論は、日本においてはつい最近までごく当たり前に浸透していました。残念ながらそうした暴力に苦しむ子どもの声は、ほとんど吸い上げられてこなかったのが実情です。

一九七〇〜八〇年代に学童期を過ごした四〇代以上の方に聴き取りをすると、彼らが受けてきた壮絶な教育虐待に言葉を失います。遊びに行かないよう、鎖で足をつながれたまま勉強させられたという人。マンガを読んでいたら気を失うほど殴られたという人。現役の大学生にも、居眠りしないよう親にシャーペンを膝に突き刺されながら、無理やり勉強させられたという人がいました。

教育虐待を行う親に共通するのは、「学歴がなければまともな生活を送ることができない」「暴力を振ってでも子どもに教育を与えるのが親の務めである」という強い思い込みや正義感を抱いている点です。

二〇〇六年には、奈良県で進学校に通っていた高校一年生が自宅に放火し、母親と弟、妹を焼死させる事件が起きています。医師である父親から日常的な暴力を受けながら勉強に励んだものの、成績がどうしても回復せず、その子はとうとう自宅に火を放ってしまいました。「滑り台のような格差社会からひとたび転げ落ちてしまったら、二度と這い上がれない」という親の危機感があったのかもしれません。格差社会の進行とともに生じた強迫的な信念は、家族という閉じた空間の中で肥大化し、暴力の日常化を生んでいます。一流校と言われる学校に通う子どもたちが、偏差値の上下に怯え、成績が下がると親から食事抜きなどの罰を与えられていることも珍しくないのです。

こうした現象の背後には、もう一つ、男性の抱きがちな考えを指摘する必要があります。「誰のおかげで食べていられるんだ」という言葉に象徴される女性蔑視・差別です。かつてほどあからさまではないものの、「家族は自分の思い通りになる。なぜなら自分が稼いでいるから」という考えが、家族を過度に理想化したり、自分と家族を一体視することにつながります。

また「男性のほうが女性より上である」という考えにも根深いものがあります。父親がアルコール依存症の家族は、そのわかりやすい典型だと言えます。酔った父親は家庭の中で好き放題をする。つまり抑圧的と言うより、一番幼稚な子どもになるのです。日本の特徴は、欧米のような抑圧と言うより、甘えて「子ども」になるという暴力が多いことです。

妻である母親は父親の世話に奔走し、子どもが全てをケアし一家を支える。こうしたいびつな三角形が日本のDVや依存症家族の原型とも言えるのです。おまけにそれは「親孝行な子ども」「苦しいけれど耐え続ける妻」と見なされ、ある種、理想の家族像として受け入れられてきたのです。欧米のDV加害者（おもに男性）の多くは、嫉妬からくる怒りを被害者にぶつけるのに対して、日本では妻に甘えや母性を求め、拒絶された時に怒りが爆発するケースが多いというのが実感です。

私がかかわっているDV加害者プログラムでは、毎週一回のプログラムを四か月半（合計一八回）にわたり受講してもらいます。これまでの参加者実数は二〇〇名を超え、ドロップアウト者（脱落者）はほぼゼロです。認知行動療法に基づく方法で、加害責任の自覚、被害者への影響、暴力とは何かなどを学習します。彼らの認知と行動の変容を通して、被害者の安全確保を実現するのです。

参加者の多くは「怒りを我慢する方法を勉強しにきました」と語りますが、大切なのは、怒りの感情を抑えたり、封じ込めたりすることではありません。怒るのはどんな認知によるのかを知り、それを変えることです。

もう一つは、怒りを感じた時、その表現を変えることです。怒りを暴力・怒鳴る・無視といった行為でしか伝えられない選択肢の貧弱さが、DVとなります。そもそも怒りを完全になくすことは不可能ですし、感情に善悪はありません。相手を傷つけない、怯えさせない表現方法こそ、人間であることの証明でしょう。

カナダでの取り組みをモデルにした私たちのプログラムでは、彼らのパートナーともコンタクトを取ったり、説明会を実施します。「被害者支援の一環としての加害者プログラム」こそが最大の柱だからです。

## ワンストップの相談窓口の整備を！

現在、ＤＶと虐待の管轄省庁は内閣府と厚生労働省に分かれており、家庭への介入などは、警察や児童相談所、裁判所など、複数の機関にまたがっての対応となります。一刻を争う被害に苦しむ当事者が行政機関を訪ねた時、複数の窓口をたらい回しされてしまう現状は見過ごすことはできません。緊急性の高さから考えても、速やかに全ての手続きや対応策が取れるように省庁横断的な体制を整えていく必要があります。

レイプなどの性暴力については、ワンストップの拠点ができました（警察庁「性犯罪・性暴力被害者のためのワンストップ支援センター」）。この事例にならい、「ＤＶ・虐待被害者のためのワンストップ支援センター」（仮称）を早急に整備するべきです。

また、現行の児童虐待防止法や配偶者暴力防止法はあくまで「防止法」であって「禁止法」ではありません。そのため、虐待やＤＶの加害者については、傷害罪や傷害致死罪といった罪で起訴するしかないのが現状です。法改正によって「禁止法」に変え、厳罰化も真剣に検討すべきです。そして処罰の柱は、裁判所命令で実施されるＤＶ・虐待加害者への教育プログラムとするのです。服役することになれば、刑務所の中でＤＶや虐待に特化したプログラムの受講を義務づけ、再発を防止する対策を講じるのです。これらの取り組みは欧米ではすでに九〇年代から実施されています。

ＤＶや虐待による痛ましい事件を根絶するためには、被害者が逃げるだけでは不十分であり、加害者への取り組み、プログラムの実施こそが緊急課題だと思います。

# 家族内暴力の構造を考える

## はじめに

カウンセラーというと一対一で心の内奥や悩みを扱う職業と思われがちだが、私の場合は少し違う。一九八〇年代から、さまざまな依存症やアディクション（嗜癖）、それにともなう暴力にかかわり、精神内界よりも、他者との関係で起きるできごとに積極的に介入してきた。二〇〇〇年代からはＤＶ被害者のグループカウンセリング、ＤＶ加害者更生プログラム、ＤＶ被害を受けた母子対象のプログラムなど、いずれも日本では数少ない実践にかかわってきた。それらの経験に基づいて、ＤＶについてこれまで考えてきたことを述べたい。

### 家族に暴力など存在しない点

どんな言葉も名づけられる必要が生じたから誕生する。しかし歳月を経て定着するうちにいつのまにかその起源は忘れ去られ、意味が変容していくこともある。ひとびとに周知徹底されることは、わかりやすさがもつ陥穽と無縁ではない。ＤＶ（ドメスティック・バイオレンス）もそのひとつだ。

多くのひとたちは、ＤＶと聞くと夫が妻を殴る光景を思い浮かべるだろう。夫が家具を壊してこぶしを振り上げ、妻が倒れている傍に子どもが……といったテレビドラマの描写がそのステレオタイプ化に拍車をかけた。ひどい夫とかわいそうな妻という「加害者」「被害者」像は、ＤＶ啓発のためには必要だったのかもしれない。おかげで今ではディーブイという音の響きは聞く人の眉をひそめさせ、「あってはならない悪」として定着してきた。しかしほんの少し前まで、日本では家族の暴力など存在しないと考えられていたことを忘れてはならない。

じつは日本では二一世紀になるまで、家族の間に「暴力」は存在しなかった。正確に言えば、妻に「手を上げる」夫はいても、妻に暴力をふるう夫は存在しなかったのである。「法は家庭に入らず」という法の理念によって、「暴力」という判断は家庭の入り口で立ち止まらざるを得なかった。そもそも暴力という言葉には、すでに「正義（ジャスティス）は被害者にある」という価値判断が埋め込まれている。その判断のおよばない世界こそ家庭だという考えは、今でも一部の人達に共有されている。家族の美風がそれによって壊されてしまうと真顔で主張する中高年男性は多い。法が適用されない＝無法地帯が家庭だったのだ。

## 起源をたどる

ではＤＶという言葉の起源はどこにあるのだろう。ルーツは一九七〇年代初頭に始まる第二波フェミニズムに求めることができる。その後欧米では女性に対するレイプや暴力告発のムーブメントが生まれ、ロンドンやシドニーには世界にさきがけて女性のためのシェルターがつくられた。一九七五年のベトナム戦争終結後、アメリカで帰還兵たちのアルコール依存症が増加するのに伴って、妻や子どもへの暴力が多発したため、一九八〇年代初めにアメリカ各州で家族への暴力は法的に禁止され、違反した場合は逮捕が可能となった。

日本でも一九八〇年代には夫から殴られている女性たちを保護する民間シェルターがいくつも生まれ、女性を支援するフェミニスト団体では夫の暴力という言葉は既に使用されていた。私はアルコール依存症の治療やその家族のカウンセリングにかかわっていたので、酔った夫に殴られる女性たちの実態に触れることも多かった。鼓膜が破れたり、腰骨を折られて片足がうまく動かない女性、怖くて避妊を言い出せず六人の子どもを抱える女性など……しかし当時は夫による行為はアルコール依存症の症状とされ、酒乱と呼ばれていたのである。

大きな転換は、一九九五年九月に開催された第四回世界女性会議の北京宣言によってもたらされた。宣言文にはジェンダー平等と女性に対するあらゆる暴力の撤廃が謳われており、黙認されがちだった家庭内の女性への暴力がドメスティック・バイオレンス（ＤＶ）と名づけられ、その根絶が目標のひとつに掲げられたのである。

北京会議参加者たちによって、ＤＶという言葉は日本の支援者に広がり、夫から殴られた女性たちをＤＶ被害者と呼ぶようになった。名づけられる必要があり待たれた言葉として、ＤＶは一九九五年の秋に日本に上陸したのである。

その六年後の二〇〇一年、ＤＶ防止法（配偶者からの暴力の防止及び被害者の保護等に関する法律）が制定された。二〇〇〇年に制定された虐待防止法（児童虐待の防止等に関する法律）も含めて、家族の暴力に関する二法が禁止法ではなく「防止法」であることは、法的強制力（加害者処罰）が少ないことを表している。とりあえず被害者を保護することが支援の中心となり、加害者は放置されるだけだ。加害者処罰がほとんどないことを多くのひとは知らないのではないか。虐待死事件が起きると、子どもが保護されなかったことを批判するメディアは多いが、なぜ早期に虐待者である親を逮捕しないのかという主張は少ない。二つの防止法の問題点を指摘することはできるが、それでもなお二一世紀の出発点に、家族の中で暴力が起きていると国家が認知したことの意味は極めて大きいと思う。

## 二つの虐待死事件とＤＶ

出発点で内包されていた問題を象徴するような事件が起きた。二〇一八年東京都目黒区で、さらに二〇一九年千葉県野田市で起きた児童虐待死事件は、共通点が多い。被害児がともに女児であったこと、虐待加害親が父であったこと、さらに父から母へのＤＶが認められたことなどである。発生当時いくつかのメディアから取材を受けたが、ＤＶと虐待の対応機関が異なり、おまけに連携が少ないことは意外と知られていなかった。

ＤＶ対応は内閣府男女共同参画局の所管だが、虐待対応の児童相談所（児相）は厚生労働省である。そこで使用される言葉は微妙に異なり、研修の内容も別々だ。二〇二〇年九月一六日、菅政権発足時に示された目標のひとつが縦割り行政の弊害の是正だ。ＤＶと虐待が所轄官庁の違いによってほとんど連携されないことを長年嘆いてきた私は、亡くなった女児たちがＤＶと虐待の分断の裂け目に落ちてしまったのではないかとさえ思う。

二つの虐待死事件を受けて、厚労省は連携不足を認めざるを得ず、二〇一九年から有識者検討会を組織し、虐待相談窓口である児相とＤＶ対応を行う配偶者暴力相談支援センター（センター）との二〇一八年度の連携状況について全国で調査研究を行った。それによると、回答した児相の四割超、センターの三割超が連携した事案はないと報告していたことが分かった。意外と連携率が高いというのが私の感想だが、実際に厚労省と内閣府の担当者が同席する会議自体が稀なのである。二〇二〇年四月に施行された改正児童虐待防止法には、児相とセンターとの連携強化が明記され、そのための指針が自治体に通知された。一刻を争う虐待やＤＶの場合、ワンストップ的対応が必須なのだから、その点では大きな前進だろう。それでも、ＤＶと虐待の防止法制定から二〇年経ってやっと動き始めた連携は、遅きに失したというしかない。

## フェミニズムとヒューマニズム

ＤＶと虐待の分断は日本だけではない。二〇〇四年、内閣府男女共同参画局のＤＶ加害者更生に関するワーキングチームの一員として、カナダを視察した。その際深く印象付けられたのは、ＤＶと子ども虐待の専門家とのあいだには深い溝があることだった。あるカナダの専門家がアメリカで研修講師を担当した時の経験をこう語った。

「大勢の聴衆がいたのですが、まんなかの椅子だけが一列空いているんです。向かって右側は虐待の関係者、左側はDVの関係者ときれいに二つに分かれていました」

この話から、各国の専門家が分断の克服をめざして努力・工夫を積み重ねていることを知った。虐待被害者である子どもは無垢で無力な存在であり、おまけに親を選んで生まれてきたわけではない。それに比べると、DV被害者女性は夫とは合意のうえで結婚している。彼女たちには選択した責任があり、逃げる自由もある、それに夫婦は「対等」のはずだから、あそこまで殴られるには妻にも悪いところがあるのだろう。これがいわゆる常識的な判断であり、「被害者有責論」（被害者にも落ち度があった）につながっていく考えだ。

虐待は子どもの無力さゆえに圧倒的正義としてのヒューマニズムを喚起し、いっぽうでDVは、ジェンダーの視点に基づく夫婦間の力の非対称性と不平等性を前提としている。このことがしばしば現場では、母親の被害と子どもの被害のどちらを優先するかという意見の食い違いを生むのだ。

目黒の虐待死事件の裁判では、DV被害者でもあった母親に対して、父親の虐待から子どもを守らなかった責任が問われ八年の懲役の判決が下された。DV被害を考慮すべきという専門家の意見は、判決に際してあまり影響を与えなかった。おなじ家族で起きているにもかかわらず、ヒューマニズムとフェミニズムをめぐる齟齬を見せつけられる思いだった。

正義をめぐる暴力

DV男（夫）という表現でイメージされる姿は、私がプログラムやカウンセリングで会う実際の男性たちから程遠い。彼らが依拠しているのは、じつは正義なのである。自分の正義に従わない妻がまちがっている、方法はまずかったかもしれないが「正義は我にあり」と考えているのだ。「俺を怒らせるな」という不思議な言葉は、怒った自分ではなくそうさせた相手が悪いという究極の他責語だが、自分が正しいと信じて疑わないからこその発言だろう。

家族に寄せる幻想・衝迫の強さは、社会における不遇に比例して強くなる。二事件の加害父たちは、ともに仕事では不遇だった。「家族だけは、妻だけは自分の言うとおりになるはずだ、それこそが結婚だし夫婦じゃないか」と彼らが思ったとしても不思議ではない。社会で挫折し力を奪われた男性が、有力感・自信を再確認できるたったひとつの場所として家族（妻と子ども）が位置する。統率し思い通りにすることが自分の力の証しとなるからだ。彼らがあそこまで家族に執着した背景はこのようなものではなかったか。

野田の虐待死事件の被告（父）は、最後まで法廷で虐待を否定した。おそらく彼は「正義を行使しただけだ」と考えていたに違いない。娘がそれに従わなかったから懲罰を与えたのだと。血も涙もないという批判は一面的に過ぎない。「自分こそが家族における法だ」という彼の考えこそ、批判されるべきなのである。

DV被害者への誤解

ある行為をどう定義するかを「状況の定義権」と呼ぶが、それこそが権力そのものであると哲学者M・フーコーは述べた。二人の父親は、家族という状況の定義権は自分にあると信じて疑わなかったが、いっぽうで妻は何を感じ考えていたのだろう。あまり知られていないが、DV被害者である女性は、最初から自分を被害者ととらえているわけではない。夫の扱いが下手だったと自分を責めたり、私なんかが被害者って言っていいのかとうしろめたさを感じたり、配偶者選択の誤りを認めるなんてみじめでつらいという人もいる。彼女たちの姿から浮かび上がるのは、責任という二文字だ。

俺を怒らせるなという言葉は、妻が○○だから怒らざるを得ないという責任転嫁を伴う。妻はその責任を引き受けていつのまにか夫を怒らせないことが目標となり、それに向かって努力するのが妻としてのプライドになったりする。しかしそれらを定義し、思考や行動の判断基準を掌握しているのは夫である。「夫の機嫌は私しだいだ」という過剰なまでの責任意識が植え付けられ、最終的には「私が悪い」と思う妻たち。DVの影響は、体の傷よりも、すべてが自分の責任になってしまう彼女たちの考え方にこそ顕著に表れる。

被害者という自己の再定義は、暴力の責任は一〇〇%加害者にあることを意味し、責任意識から彼女たちを解放するパラダイム転換である。

DV被害者グループに参加している夫と別居中の女性は、半年も会っていないにもかかわらず、

「きっと夫は納得していないと思います」と語る。すべてにおいて夫の許可や納得が必要だという生活の名残りからなかなか自由になれないことがわかる。

そのいっぽうで毎日くり返される夫による尋問への説明力を磨いてきただけあって、彼女たちは実に論理的で隙のない話し方をする。かわいそうで弱々しいというステレオタイプなＤＶ被害者像は誤解の産物である。

## 妻を支配するための洗脳

結婚と同時に、彼らは、状況の定義権を妻から奪うこと（妻に許さないこと）に腐心する。いや、楽しみながらそれを行うと言ってもいい。植物にたとえれば、妻の育ってきた土壌から根っこを抜き、自分と同じ鉢に移植する作業に似ている。根っこを抜くために有効なのは、否定し罵倒することでそれまで妻の依拠していた自信を破壊し打ち砕くことだ。身体的暴力はそのための一つに過ぎない。根っこを引き抜いてしまえば、あとは自分の植木鉢のルールに従って育てるだけである。これはあらゆる洗脳に共通のプロセスだ。かつての新入社員研修も、新興宗教勧誘も、これまでの価値観をいったん捨てさせて新しい価値観を植え付けることを目的とする。突然殴られ（怒鳴られ）わけがわからないままに否定され、時には出ていけ（出ていく）と言われる。この唐突な混乱こそ根を抜くチャンスなのだ。無防備で混乱した妻に、夫である自分だけが正しい、自分以外の世界を信じるなという考えを植え込む。

しばしばＤＶ被害者が夫から逃げられない理由は「無力化」されたからだと説明されるが、根っこを抜かれて移植された夫の定義によるワールドだけが彼女たちの世界なのであり、それ以外は存在しないと信じ込んでいるから逃げないのだ。自発的服従によって支配は貫徹される。

## ＤＶ被害者支援とは

ＤＶ被害者グループに参加している女性たちは、夫と同居・別居・離婚調停や裁判中とさまざまだが、周期的に恐怖や不安に襲われるのは共通している。不眠やうつ状態はもちろん、中には夫の言葉を思い出すと脛の毛細血管がプチプチと音を立てて切れるといった症状、慢性疼痛、夫から殴られた部分が痛むという訴えも見られる。彼女たちの八割が精神科を受診しているのだ。

別居や離婚で夫から離れてから、このような症状（ＣＰＴＳＤ＝複雑性トラウマ障害）が出現することはあまり知られていない。危険な状況を脱して安全な場所に移ってから、トラウマによる症状が噴出するのだ。東日本大震災や阪神・淡路大震災でも、半年過ぎたあたりから多くの被災者が不調を訴え始めたことがわかっている。渦中にいるときはとにかく生きるために必死なのだから、トラウマ症状が出現するのは安全が確保できた証しともいえる。ＤＶ被害者支援の専門家はこの仕組みをよく知っているはずだ。

そのいっぽうで時間が経てば植え込まれた夫の視点から自然に離脱できるわけでもない。そのためには自らの経験を再定義する言葉の獲得が不可欠であり、グループカウンセリングの最大の目的となるのだ。夫の正義に対抗するには、メタ的な正義に依拠する言葉、つまり普遍的な正義に依拠する「暴力」という再定義が必要となる。夫の行為を「暴力」でありDVとして再定義することで、定義権を夫から奪い返すことができるのだ。

このように、何より必要なものは、「知識」である。本を読み言葉を獲得することは欠かせない。権力や支配の構造という視点がなければDVを理解することはできないからだ。がんばって夫と別居し、弁護士と契約して離婚調停に臨んだとしても、経験してきたことを再定義できなければ、容易に足元は崩れ去ってしまう。夫の語る正義からの離脱は極めて知的な作業なのだ。

## 構造的暴力とジェンダー

フェミニズムを貫くのがジェンダーの視点である。近年第三波から第四派と言われるほどフェミニズムは若い女性から新たな関心を持たれている。男女平等指数において二〇一九年は一五三ヵ国中一二一位という惨状が、日本で女性として生きることの困難さが増していることの背景にあるのではないか。DVの背後には、現在もなお女性があらゆる点で弱者であるという現実が横たわっているのだ。

オリンピック競技が男女別であるように、もともと身体的条件が大きく異なる二人がいっしょに暮らすのが結婚だ。

夫婦ゲンカという言葉の詐術は、あたかも二人が対等であるかのように思わせる点にある。男女の不平等性や力の非対称性を前提とした「構造的暴力」がDVであるとすれば、性暴力も同じだろう。多くの男性にとってこの二つは、加害者として糾弾される居心地の悪い問題かもしれない。組織の抱える問題がセクハラ告発から一気に表面化するように、コロナ禍の家族の諸問題もDVという切り口から見えてくる。顔を合わせないようにしてなんとかやり過ごせていたものが、ステイホームの時間が増えることでまるで伏流水が地表に溢れるように、臨界点を超えて顕在化する暴力もあるだろう。

近年男性性を問い直す気運が若手のライターから次々と誕生しているが、先に述べたフェミニズムの盛り上がりと表裏一体ではないか。政治権力のように自ら勝ち取ったわけでなく、男として生まれ結婚すれば「当たり前」に付与される構造的な力を自覚することが、DVを減少させるために は欠かせない。

## おわりに

DVは殴ることだというステレオタイプな理解によって不可視にされるものがあまりにも多い。本論はそれを覆すために書いたようなものだ。いつのまにか作られたイメージを反転させないとDVの全体像は見えないとも思う。未来を担う子どもたちへの影響にまでは言及できなかったが、家族が安心・安全な場であるためには、父と母の関係性こそが鍵となることを強調したい。コロナ禍は、家族の問題が限界を迎えるまでの時間を加速させるだろう。そして、その影響はもっとも弱い存在を直撃するはずだ。
ＤＶという家族の根幹を揺るがす問題の一端を理解していただければ幸いである。

# 〈援助〉という思想

# グローバル化する精神医療——辺境から眺める

## 飲酒リスクの低減

「一杯の酒がすべてのもと、飲みはじめたら結局やめられずに飲み続けることになる。酒量がコントロールできないのがアルコール依存症という病気であり、回復するためには一滴も飲まない断酒しかない」。

これはおそらく六〇年代からずっと、日本のアルコール依存症治療機関において言われ続けてきた言葉であり、飲んでいる本人や家族もそう信じてきた。アルコールのさまざまな自助グループで「依存症は病気である」ことを疑うことはない。

しかし二〇一一年三月一一日の東日本大震災以来、東北を中心とした被災地のアルコール依存症専門外来は様変わりを強いられている。北海道と比べると、もともと東北地方ではアルコール依存症に積極的に取り組んできた医療機関は少なかった。数少ない存在が仙台市にある東北会病院（医療法人東北会）である。当時の院長である石川達は二〇一三年、東日本大震災以後アルコール依存症の入院患者数が激増したこと、他に受け入れる病院が少ないことを嘆いていた。青森を除く東北三県の医大における教育において、アルコール依存症や嗜癖（アディクション）への関心が払われていないことが遠因だろう。

被災地のアルコール問題はマスメディアでもとりあげているように、仮設住宅に入居するひとたちの飲酒量の増大となって表れている。酔ってのDVや内臓疾患、さらには孤立化などにもつながるような深刻な問題である。阪神淡路大震災においても、震災後三年ほど経ってから被災者のアルコール問題が表面化した。必要とされるのは、依存症の治療そのものというより、長期的視点に立った「飲酒量をどのようにして減らすか」という極めて現実的な対応なのである。すでに国立病院機構久里浜アルコール症センターでは「上手な飲み方」を推進する冊子を作成している。断酒するかどうか、飲むか否かではなく、摂取量の減少によって害を減らすという方針は、薬物問題におけるハーム・リダクション(1)につながる。

薬物問題対策は大きく二つに分けられる。一つは、「ダメ。ゼッタイ。」「覚せい剤やめますか？それとも人間やめますか？」という標語にあるようなゼロ・トレランス方式(2)であり、もう一つがハーム・リダクションである。日本はアメリカ同様、薬物問題にはゼロ・トレランス方式で臨んでいるが、被災地のような状況では、アルコールに対してもハーム・リダクションが必要とされるのだ。避難所から仮設住宅に入居して、隣人との交流もなく朝から晩まで酒を飲みっぱなしの男性に対して、現実的で効果的なアプローチは「ちょっと酒の量を減らす工夫をしてみましょうか」といったものである。被災地の保健所などではアルコールの害を訴え、飲酒量を減らすための住民へのアプローチが求められており、東北会病院の外来においても、受診した患者さんに対して飲酒記録表などを渡して量を減らすように勧めているようだ。

## 無敵の言葉「健康」

一九八〇年代には、マスコミをとおして適正飲酒のキャンペーンが張られたが、その内容は一日二合以下、週休二日が望ましいというものだった。二一世紀になり脳や内臓の画像診断が一般化するにしたがい、健康のためにはアルコール摂取は少なければ少ないほうがいいと考えられるようになった。WHOによれば、心身に与える有害性は覚せい剤よりもアルコールのほうがはるかに高いのである。このように一部の飲みすぎる人たちを対象とした依存症概念から、健康を害する薬物としてのアルコールへという転換が起きている。いうなれば、治療から健康維持へ、それを阻害するリスク低減にむけてのゆるやかな移行といえよう。

(1) ある行動が原因となっている健康被害を行動変容などにより予防または軽減させることをハーム・リダクション(Harm Reduction)と呼んでいる。特にエイズ対策では、注射薬物使用者(IDU : Injection Drug User)が注射器や針を共有することによるHIV感染を、注射器交換や経口薬物への薬物代替によって予防する対策として取り上げられることが多い。これに相当する日本語は見当たらず、通常「ハーム・リダクション」とそのままカタカナで使用している。これ自身が薬物使用を抑制するのでも逆に奨励するものでもない。違法性を強調してIDUへの取り締まりを強化するのみでは、IDUは地下組織にますます入り込み、エイズ対策が難しくなるとも言われている。

(2) ゼロ・トレランス方式(zero-tolerance policing)とは一九九〇年代にアメリカで始まった教育方針の一つを指す。「zero」「tolerance(寛容)」の文字通り、不寛容を是とし細部まで罰則を定めそれに違反した場合は厳密に処分を行う方式。日本語では「不寛容」「無寛容」「非寛容」等と表現され、「毅然たる対応方式」などと意訳されることも多い。

二〇一三年一二月に国会で成立したアルコール健康障害対策基本法はその流れの集約といえる。長年アルコール依存症治療にかかわってきた医師たちと市民団体、(3)自助グループである断酒会(4)などが緊密に連携した運動が実を結んだといえる。狭義の精神科医療におけるアルコール依存症の治療から、わたしたちの日常生活における「健康」を損なうものとしてのアルコールへの焦点移動が行われたのであるが、すでに我が国における喫煙に対する姿勢は健康を害するという理由で厳しさの一途をたどっている。宮崎駿の映画『風立ちぬ』の喫煙シーンの多さに対して、喫煙の害を訴える市民団体からクレームがついたことは記憶に新しい。黒沢映画や松本清張作品には必ずといっていいほど喫煙場面が登場するが、近年の縮小されるいっぽうの喫煙コーナーの光景とは隔世の感がある。同法が成立し今後具体的政策が策定されるだろうが、酔っての迷惑行為や飲酒の強制に対する取り締まりや、地域保健における飲酒抑制の対策強化が予測される。タバコがたどったのと同じ道をアルコールもたどるのだろうか。

断酒会が同法成立に対して組織をあげてバックアップしてきたのは、酒害対策の要員として会員が活動できる可能性が開かれるからだろう。同会は一九七〇年代から各地の保健所の酒害対策や交通刑務所における酒害教育に協力してきた実績をもっており、「どん底を味わったけれど酒をやめて回復した」「今では一滴も飲んでいない」ことの生き証人としての役割は、今後増大することは間違いない。

いっぽうで同じ自助グループであるＡＡは、同法成立に際して関与を控えてきた。組織をつくらないグループを標榜し、あらゆる政治的・宗教的発言から自由であるというその基本的姿勢を貫いているからだろう。依存症を語る際に欠かせないのが自助グループであるが、断酒会とＡＡの特色が、アルコール健康障害対策基本法への対照的な姿勢に表れている。

## 加害者を「治療」する？

一九九九年に起きた桶川ストーカー殺人事件がきっかけとなり、さまざまなストーカー対策が講じられるようになってはいたが、二〇一三年に起きた三鷹の事件は衝撃的だった。被害者が殺害されたのは警察に相談に訪れたその日の午後だったからだ。被害者保護が不十分だったのではないかという警察対応への批判が起きたのも当然だろう。それに加えて大きな転換点をつくったのは、二〇一二年に起きた逗子ストーカー殺人事件の被害者の兄による訴えである。彼の主張は「加害者対策を急いでほしい」というものだ。被害者保護や加害者処罰だけでは不十分であるという彼の主張を受けたかのように、二〇一三年一二月一二日、ＮＨＫの『クローズアップ現代』は、「ストーカー加害者の告白～心の闇と対策～」を放映した。タイトルにあるような加害者の心の闇を探るというより、加害者へのアプローチが必要であることを提言した内容であり、ＤＶ加害者プログラムを実施している団体がストーカー加害者も扱っていることが紹介されていた。ところが司会者やコ

（３）ＡＳＫ特定非営利活動法人アスク（アルコール薬物問題全国市民協会）
（４）全日本断酒連盟（公益社団法人、全断連と略す）

メンテーターは、「加害者対策」は「加害者治療」であるかのように発言していたのである。すでにその頃、警察庁は準備を進め、ストーカー対策として精神科医にチェックリスト作成および「治療」を依頼する方針を固めていた。言葉の使用には厳しいNHKであることを考えると、双方に何らかのつながりがあったのではと思う。二〇一四年四月五日の毎日新聞にはその精神科医へのインタビューが掲載されている。それによれば、彼の作成したチェックリストは全国の警察署で使用が始まっており、加害者に共通する傾向を「ストーカー病」と名づけているようだ。

本章でこのエピソードを取り上げたのは、犯罪であるストーカーを「治療」することが果たして「対策」なのだろうかと考えたからである。「〇〇病」という名づけは精神科医であれば抵抗がないのかもしれないが、警察庁やNHKは、ストーカーという明らかな犯罪を扱う際に病や治療という医療モデル的言語を乱発することに問題を感じていないのだろうか。そう考える根拠は、DV加害者プログラム実施に二〇〇四年以来かかわってきた経験に由来する。

## 司法と精神医療の相互乗り入れ

二〇〇一年、DV防止法（配偶者からの暴力の防止及び被害者保護に関する法律）制定に伴って、内閣府はDV加害者更生プログラムの調査研究を実施した。筆者はカナダ・オンタリオ州のトロントとオタワでプログラム実施機関を視察し、実際にプログラムを参与観察する経験を得た。その後内閣府がカナダから招へいした講師による研修[5]にも参加したが、何より印象に残ったのは「疾病化」を厳しく退ける姿勢だった。DVは暴力であり犯罪であること、したがって責任を取ることがプログラムの最大のテーマであり、疾病化は彼らに「病気のせいで」という言い訳を助長することで責任から遠ざけてしまう危険性がある。第一義的にプログラムは被害者支援のために実施するのであり、彼らを「治療」するわけではない。技法や方法論以前に、かなりの時間をさいてこのようなプログラム実施の理念について説明がなされたのである。

日本と異なり、カナダでは被害女性からの告訴がなくても加害者である夫を逮捕でき、裁判所命令でプログラム参加を強制できる。この制度が正当化されるのは、被害者支援の一環としての加害者プログラムであるという一点である。したがって彼らの加害責任をおろそかにする可能性のある要素はすべてプログラムから排除されなければならないのだ。病気という言葉がもたらす免責性と犯罪の有責性とはまっこうから対立することが前提となっている。

そう考えると、警察庁がストーカー対策の切り札として「治療」という言葉を選び、精神科医に委託したという姿勢には疑問を抱かざるを得ない。厳罰化しても無駄だと言えるほど、日本の警察のストーカー取締対策が精緻であるとは思えない。筆者の想像が外れることを願うが、「医療化」すれば国民の反発も少なく、精神科医という権威を借りれば有効な対策をしたことになると警察庁が判断したのではないかと考える。しかし、被害者遺族の男性はこのような医療化を期待されてい

（5）カッツ夫妻（Dr. Jane and Dr. Zender Katz）による二日間の研修。カッツ氏はカナダブリティッシュ・コロンビア州公認DV加害者更生プログラムや州刑務所の性犯罪者処遇プログラム作成にもかかわった。

たわけではないだろう。「加害者対策」が「治療」と呼ばれたとしても、その内容が再犯防止につながればいいと考えられたのではないだろうか。もしもこれが、近視眼的判断によるものではなく、医療化し、疾病化することで合法的に排除することが意図されているとしたらどうだろう。

二〇〇三年の医療観察法病棟[6]の設置は、大きな転機であった。振り返れば一九六〇年代から多くの精神科医たちによるさまざまな運動は、精神医療が果たしてきた役割やその危険性の告発を中心に据え、司法に利用されることを極力排除しようとしてきたはずだ。保安処分反対はそのあらわれであろう。

しかし、司法精神病棟という俗称とともに、医療観察法病棟が今では既成の事実として存在していることと、ストーカー「治療」にみられる安易ともいえる司法と医療との相互乗り入れは、つながってはいないだろうか。治療という言葉が氾濫し、あらゆる望ましくない現象は犯罪として厳罰化されるか、病気として疾病化されるかの二方向によって隔離・排除するしか許されていないかのようだ。

筆者がDV加害者プログラム[7]にかかわろうと思った動機は、ストーカー被害者の兄である男性の言葉と重なっている。被害者保護は必須であり施策は充実させなければならない。しかし、被害者たちは今も暴力の恐怖にさらされており、待ったなしの状況だとしたら、加害者にその行為をやめるように働きかけられないだろうかと考えたからだ。多くの被害者支援団体は、DVを犯罪化し加害者逮捕を可能にするように法改正を望んでいるが、いっぽうで、それが実現する前から加害者プログラムを実施することへの危険を訴えている。「DV加害者を治療する」といった発言をすれば、被害者支援団体から激しい批判にさらされることは間違いない。彼らを免責してはならないという理由ではない。加害者の疾病化をすでに被害者は十二分に経験しているからだ。夫が殴るのは病気のせいじゃないか、と考えなかった被害者はいない。夫の行為をＤＶと名づける前に、一度は通る道として「疾病化」を経験しているのだ。夫が悪いわけじゃない、あれは病気なんだと思えば、当面丸く収まるからだ。

被害者支援の一環として、暴力の責任をとれるように方向づけることが加害者プログラムであることの根幹であると述べたが、言い換えれば、司法と医療の間に位置しながらいずれにも偏らないことであり、被害者の支援を第一義にすることであった。

## 健康ファシズム

医療行為を前面に出さず、「健康」という最強の言葉によってリスクとしてのアルコール摂取を低減すること、それを広義の精神医療に包摂していく。これがアルコール依存症治療の今後の方向性になることは間違いないだろう。近年多くのアルコール依存症にかかわる医師たちが好んで用いる言葉に「社会文化的治療」がある。何を意味するのか不明であるが、すべてを医療化できるはず

（6）平成一五年に成立した「心神喪失等の状態で重大な他害行為を行った者の医療及び観察等に関する法律」に基いて設置。
（7）特定非営利活動法人ＲＲＰ研究会主催で実施。18回1クールで現在も継続中。https://www.rrpken.jp/DV-program/

だという主張であることは理解できる。日本の精神科病院入院患者数が他国と比較して異常に多いことは長年指摘されてきたが、収容型精神科病院の限界が明確になり、いっぽうで統合失調症の軽症化とうつ病の増大に伴い入院対象者の変貌も顕著になっている。これらは精神科病院の経済基盤を揺るがしかねないため、多くの病院が生き残りを賭けてターゲットを認知症高齢者へと拡大し、さらにはデイケアセンターや通所施設の設置、訪問看護といったアウトリーチへの転換を図っている。

精神科クリニックの対象拡大はうつ病は「こころの風邪」というキャッチコピーによって受診の敷居を低くし、心療内科との区別をあいまいにすることで成功したかにみえる。しかし、精神内科、心療内科、神経内科といった看板を掲げていても、実際の診療行為は三分診療に加えて多すぎるほどの投薬量であることは珍しくない。とはいうものの、保険診療というシステムがある限り、精神科クリニックは不動で盤石であるはずだ。これまでさまざまなところで何度も述べてきたが、入院から外来へ、施設から地域へという目的で開始されたデイケアの保険点数化が、多くの精神科外来クリニックを経済的に支えていることは間違いないからだ。

## 包摂か排除か

医師ではない援助者たちが、精神科医を逆に雇用し、デイケアを幅広く実施することで医療機関を運営する動きが生まれている。そこには当事者団体も含まれている。クリニックの建物を所有して医師に貸すという賃貸契約ではなく、非常勤の医師たちを雇用し、デイケアを主導するのは運営する側であるのが特徴だ。おそらくデイケアがそれなりに利益を生むことに注目し、それを活用して当事者目線の治療を実現しようとしているのかもしれない。

筆者の運営するカウンセリングセンターは、一九九五年以来非医療モデルの援助を目指して、医療機関ではないことの特徴を生かしながら、保険診療よりはるかに高額のカウンセリング料金を唯一の収入源として今日まで存続してきた。その困難さに関してはこれまでさまざまな媒体で述べてきたので省略するが、カウンセラーの立場から連携するのに望ましい精神科クリニックがあまりに少ないので、近場のビルを借りて知人の信頼できる精神科医に開業してもらおうかと思ったことが何度もある。このようにセンター付属のクリニックを夢想しつつも、そうしなかったのは理由がある。

七〇年代からの筆者の臨床歴をたどれば、精神科病院や保健所、開業カウンセリング機関と場所を変えてきたとはいえ、精神医療の周辺を歩いてきたことに違いはない。言い換えれば精神医療の影響を免れることはできなかったのだ。九五年にセンターを設立するまで、いや設立後も痛感しているのは医療の巨大さと影響力の大きさである。国民皆保険というかつての社会主義にも模される制度の上に成り立っている保険診療こそ、多くのひとたちを吸収する根幹であることは間違いない。受診する患者主体ではなく、「お医者様に診ていただく」という姿勢は精神科クリニックでも変わらない。開業カウンセリング機関を運営しながら、来談するアディクションのクライエントが、経済的理由から保険診療のクリニックやデイケアへと移っていく事態を経験してきた。アルコール・薬物依存症はもとより、ギャンブルやネット依存症、性暴力加害者といったひとたちも、クリニックのデイケアやナイトケアのグループや家族グループへと吸収されていった。その最大の理由は支払う金額の安さだろう。

高額なカウンセリング料金が必要となる我々は、そもそも料金だけを見れば勝ち目はないのだ。開業して二八年目を迎えるが、センターが存続するために精神医療の対象外の問題を探索し掘り起こし続けてきた。来談する人たちの主訴が示しているのは精神医療が無力である問題とは何かということである。ところが、いつの間にかクリニックのデイケアがそれを追いかけてくるのだった。もともとアルコール治療にかかわってきた精神科医たちが開業したクリニックが、性加害者や暴力加害者たちを「治療」するという名目でデイケアや診療に組み込んでいることは、強調しておかねばならない。

このような経験から学んだのは、心理相談機関は精神医療に近づけば包摂されるか、それとも消滅させられるかのいずれかであるということだった。医療を逆手に取る、利用するというのは、力関係に無知な存在が抱く幻想に過ぎない。とすれば、近づかないことが唯一の位置取りであり、非医療モデルの援助方針にも忠実な選択だろう。このような理由から精神科クリニックの運営には携わることなく、あくまで紹介する・されるという対等性を維持した関係のまま、今日に至る。

## 汎化する精神科医療

冒頭で述べたように、アルコール依存症が病気であるとすれば、いったいそれはどんな病気なのだろう。その疾病概念の脆弱さは、同じ精神医学の対象である統合失調症と比較すれば明らかだ。入院後三週間もすれば、アルコールの解毒治療も進み、患者さんたちの言動は病院スタッフと見分けがつかないほど「ふつう」に見える。薬物・アルコール依存症のひとたちが自己定義するのは「依存症という病気」なのであり、精神病ではない。精神障害者とは異なる位相に位置しているという感覚は、当事者のみならず援助・治療者にも共有されており、それが疾病概念の脆弱さにつながっている。

依存症者たちは精神障害というくくりを越えて、犯罪や家族問題、道徳や宗教といった精神医療の近接領域との境界に位置してきた。そのことがアルコール依存症をめぐる独特の援助論を生み出し、自助グループとの深い関係を紡ぎだしてきたのである。ダルク女性ハウスの上岡陽江は「病気って言葉を聞くと、すぐに『なかま』を連想する。だって私たち病気でつながってるんだから」[8]と語った。依存症当事者は、このように医療から生まれた言葉を「つながりの言語」に読み換えていく。その逞しさもまた、自助グループの生み出したものなのだ。

依存症にかかわる精神科医たちは、精神医療における辺境に位置すると思っているようだが、筆者はその外側にあって、さらなる辺境に位置していると思っている。

本稿で述べてきた、健康概念の拡大によるさらなる医療化、司法と医療の相互乗り入れによる医

（8）二〇一四年二月一六日に開催された第一〇回ピアサポ祭り（主催ＮＡＢＡ・豆ネットワーク）におけるシンポジウムでの発言。

療化は、長年アルコール依存症にかかわってきた精神科医たちの姿の変貌によって明確に把握することができる。

しかし彼らのどん欲な対象拡大と、地域に乗り出していくという積極的な姿勢は、辺境にいたがゆえの自由さなのかもしれないと思う。

しかし、そんな医療の拡大、汎化は、筆者のセンターにとっては脅威である。医療保険の恩恵にあずかることができない経済システムゆえに、医療とは異なる援助パラダイムを志向し、医療とは異なる言葉を使用しなければならない。それをポリシーと呼べば、筆者のセンターは、きわめて明晰なポリシーが不可欠なのであり、それに基づく実践と運営によって成り立っている。

汎化する医療、乱用される「治療」という言葉から距離をとりつつ、包摂されず、排除もされずに生き残っていけるだろうか。そのような位置取りだからこそ、今後の精神医療の行方を少し離れたところから眺めながら、その限界を探る楽しさを味わえるのではないかとも考えている。

参考文献
立岩真也『造反有理――精神医療現代史へ』青土社、二〇一四年
上岡陽江・大嶋栄子『その後の不自由――「嵐」のあとを生きる人たち』医学書院、二〇一〇年
松本俊彦「アルコール依存症と嗜癖概念――DSM―5ドラフトを受けて」日本精神科病院協会雑誌 Vol. 30 No. 4、創造出版、二〇一一年

# 精神医療からの逃走

自分の職業をなんと呼ぶか、それがいつも悩みの種である。カウンセラーであると紹介すると、化粧品やかつらの販売員を連想されることがある。コンサルタントと混同されることはもっと多く、「ご職業はコンサル……、ああ失礼しました、カウンセラーなんですね」と言われることにも慣れた。そのいっぽう、カウンセリングに関心を持っている人は、こころの悩みを聞いてくれてなんでもぴたっと言い当ててくれるんでしょと、ネット上で派手なホームページや誇大広告を打っている占い師と区別がつかない人もいる。臨床心理士も、少しずつ認知されてきた資格名称ではあるが、臨床検査技師と混同されることもある。心理職・心理士・心理屋などなど、自らの呼称が定まらないということは、アイデンティティクライシスそのものである。二一世紀を迎えた日本でもまだま だ認知度の低い私たちの職業だが、精神科医療における心理職は別の意味で深刻なアイデンティティクライシスに悩まされ続ける。医師やソーシャルワーカー（ＳＷ）、看護師に比べて薬剤投与や注射、生活保護申請といった可視化される業務があまりにも少なく、何ができるのかを問い続けなければならないからだ。二〇一八年待望の心理職の国家資格である公認心理師が誕生した。これによって後に続く心理職を志す人たちのアイデンティティクライシスが軽減されるように願っている。

一九七〇年代、まだ二〇代だった私がアルコール依存症（のちにアディクションと総称されるようになる）にかかわっていこうと決めた背景には、そこになら心理職でもできることがあるのかもしれないという直観があった。断酒を可能とする薬もないのだから、本人をとりまく関係こそが決定的役割を果たすはずだ。そんな拙い理解が、今日まで私とアディクションとのかかわりを牽引し続けたのだと思う。もちろんそれ以外にも「人間的な、あまりにも人間的」な依存症者たちの姿が、ジェンダーの視点、援助・ケア論に対して多くの示唆を与えてくれる魅力に満ちていたことも影響している。

しかし残念なことに、アディクションにかかわる心理の同業者は数えるほどしかいなかった。したがって仲間とも言うべき存在はSWの女性たちだった。私のアイデンティティの一部はSWだと今でも考えている。

## 影の構造としての自助グループ

臨床心理士たちがアディクションにかかわらなかった背景のひとつが、精神分析の対象外とされたことだろう。知人の精神分析家が「依存症者は泥棒猫みたいなもの」と語るのを何度も聞いたが、そんな言われようをするアディクションを専門とする精神科医は相当な変わり者だろう。薬物療法という伝家の宝刀の役割が希薄で、疾病概念そのものも脆弱なアディクションは、医学部教育においてもマージナルな存在とされたままである。

コンラードら（1980）[1]はアルコール依存症を論争的モデルとしてとらえその疾病概念に疑義を唱えており、もともとジェリネック（1960）[2]の疾病概念提唱の理論化もＡＡ（アルコホーリクス・アノニマス）メンバーの協力なしにはなしえなかったという。一九三五年のＡＡ誕生からずっと、アルコール医療は自助グループに先導されてきた側面が大きい。このような医療モデルに収まり切らない不安定さは、アディクションにかかわる精神科医たちにもそのまま反映されている。当事者という言葉がキーワード化し、チーム医療というどこか虚しい掛け声が生まれる以前から、アディクション治療の現場では全職種が総動員されるしかなかったのである。

アディクション臨床の最大の特徴は、医師を頂点とするヒエラルキーを相対化する自助グループという外部が存在することだ。当事者として持ち上げるふりをしながら、実際は効果検証・エビデンスの素材提供を期待している専門家の姿勢は、鋭く見抜かれてしまう。アディクションの当事者は専門家を鋭く批判し逆査定する存在であり、豊穣な言葉を新たに生み出しながら、専門家によってそれを剽窃され続けてきた。アディクションの自助グループは八〇年代から広がり続けて、自助グループカルチャーとも言うべきものを生み出してきた。全国的に広がったダルク（ＤＡＲＣ）や首都圏では毎日ミーティングが行われているＡＡの例を見るまでもなく、アディクションの自助グループは精神科医療が包摂不可能な存在として、医療のヒエラルキーを相対化する「影の構造」な

（１）Conrad, P. and Schneider, J. W. : *Deviance and medicalization, from badness to sickness*, Merrill : New York, 1980
（２）Jellinek, E. M. : *The Disease concept of alcoholism*, Hillhouse Press : New Jersy, 1960

のである。

## エクスメド

私の職歴を紹介する。①七〇年代初めに精神科医病院における心理職としてスタートし、②保健所や社会復帰施設の非常勤心理士を経て、③一九八五年から嗜癖（アディクション）という言葉が日本で最初に用いられた開業相談機関にカウンセラーとして勤務し、④一九九五年に十数名の女性臨床心理士をスタッフとする心理相談機関を開業して現在に至る。これを概括すれば、精神科医療の内部から周辺部へ、そして外部に至る脱医療のプロセスと言えよう。これをエクスメド(3)と呼ぶことにしよう。

②の時期には、保健所や福祉施設などで多くのアルコール依存症回復者と出会うことができたが、中でも③にあたる開業相談機関在籍の一〇年間は大きな意味を持つ。日本におけるアディクション概念の拡大、それに伴う新たな自助グループの誕生と広がり、市民団体の勃興などはすべてその時期に起きている。物質アディクションであるアルコール・薬物依存症のみならず、行為のプロセスアディクションとしてギャンブル・買い物依存症、またダルクや一二ステップを中心とした自助グループも次々と誕生し、アディクションの中に性的悪習慣などが包含されるようになった。それを主導したのが斎藤学という精神科医であったことに異論はないだろう。日本におけるアディクションの回復援助における脱医療化、一種のコミュニティモデル形成の試みが精神科医によって牽引さ

れたことは重要な点である。斎藤は「精神科医の無力」[4]「医療では回復しない」といった発言を繰り返し、保健所や精神保健センター、福祉事務所、民間相談機関の役割を強調した。

アディクション臨床の特徴は、他の疾病に比べて枚挙にいとまがないほどの先進性を持つが、現場では矛盾が露わになることもある。先進性と医療の現場の旧態依然ぶりは同居しているからだ。依存症者たちの魅力によって隠蔽されがちだが、医療のヒエラルキーは現在に至るまでほとんど変わっていない。そのことを精神科医療で働くコメディカル（非医師）の人たちは痛感している。精神科医個人がどれほど善意であっても、システムそのものの支配構造と厳然たる給与体系における格差は、私たちにとって屈辱的でありプライドを傷つけられるものでしかない。それを言い募ることのみじめさから多くの人たちは言葉を呑み込んできたのだろう。

③の時期、勤務先の相談機関は精神科医療とは独立しているかに見えて、内情は精神科医主導で運営されていた。脱医療をかかげる相談機関が、経済的基盤を支えるためには精神科医療に包摂されるしかないという現実に直面することで、精神科医療という巨大なシステムの脅威の一端を知ることができた。そして精神科医がどれだけ高邁な理想を語ろうとも、最終的な安全地帯（診療報酬を得て生きる）が彼らには用意されていることも知ったのである。現在に至るまで、精神科医療および精神科医に対するシビアな見方を捨てることができないのも、その一〇年間で「身の程を知らさ

（3）信田さよ子『カウンセラーは何を見ているか』医学書院、二〇一四年
（4）斎藤学『嗜癖行動と家族――過食症・アルコール依存症からの回復』有斐閣、一九八四年

れる」数々の経験ができたおかげである。

依存症の回復像を提示した自助グループの役割を強調し、非医師（コメディカル）を主役の位置に押し上げる脱医療化の波を推進した精神科医たちは、無力さを公言してヒエラルキーを自ら否定してみせる身振りによって、逆に評価を高めたのである。同時期に、厚生労働省によってデイケアへの保険点数が加算されたことは注目すべきである。病院から地域へというキャッチフレーズによって、前記の精神科医たちは病院を離れて次々と開業し、依存症者のデイケアを実施するようになった。当初は、精神科病院に絶望した彼らが自らの理念を地域で実現しようとした、と好意的に考えようとしたが、彼らは徐々にクリニックの経営者へと変貌し、自助グループよりもデイ&ナイトケアを強調することで新たな医療化を生み出したのである。

## 波に呑み込まれないために

一九九五年に名実ともに脱医療（エクスメド）を果たした私は、臨床心理士主体の相談機関を開設した。それは同時に、保険診療に対抗してクライエント（来談者）をコンスタントに獲得し続けなければならないという現実をつきつけられることでもあった。最初の一〇年間私を怯えさせたものは、精神科医療に再吸収され叩き潰されてしまうのではないかという恐怖であった。しばしば恐怖とは非合理的なものだが、それがモチベーションとなって何冊か書籍を著すことができた。意図したことは、①非医療モデルの援助論を構築すること[5]、②脱医療的視点からアディクションを読み解くこと、[6] ③近代家族論とジェンダー的視点から家族の諸問題の解決の方向性を模索すること、[7] ④精神科医療・病理とは異なる視点から多くの苦しんでいる人たちの問題を掘り起こすことである。

心理職による開業相談機関の存続を可能にするためには、今後も①〜④の努力が必須だろう。飛躍するようだが、経済基盤を維持するためには社会学や女性学、さらには哲学まで総動員して理論化を図らなければならない。家の土台のくい打ちを堅固にしなければ、精神科医療の波に呑み込まれてしまうだろう。開設してからのおよそ三〇年間、ずっと精神科医療が対象としない問題をターゲットにしてきた。最初はアディクションの家族を対象とし、アディクションが生み出した二語、AC（アダルト・チルドレン）と共依存を最大限活用した。近年では『母が重くてたまらない――墓守娘の嘆き』（春秋社、二〇〇八）のような母娘問題、そしてDVに代表される家族の暴力、そして加害者臨床へと対象範囲を拡大してきた。ところが、精神科医療はいつのまにか私たちの対象を奪っていくように思える。アディクションの家族は精神科クリニックのデイケアや病院の家族会に吸収されていき、DV被害者もトラウマ治療と称して、精神科医療の対象となったのである。

（5）信田さよ子『アディクションアプローチ――もうひとつの家族援助論』医学書院、一九九九年
（6）信田さよ子『依存症』文春新書、二〇〇〇年
（7）信田さよ子『DVと虐待――家族の暴力に援助者ができること』医学書院、二〇〇二年

## アディクションにおける専門家の逆襲と医療化

二〇〇五年にカナダで出会ったサイコセラピストが言った。「底つき」という言葉はプロとしてサボタージュしていることだ、と。彼女は九〇年代から北米ではAAやAL-Anon（アラノン）などの自助グループが生み出した数々の言葉を乗り越えて、専門家主導の方法論とプログラム化が優勢になったと語った。カナダやアメリカで多くの心理職はコミュニティにおけるサービスに従事している。アディクションは精神科の疾病とは独立した問題群として扱われ、住民は援助やサービスをプログラム受講することで受け取ることができる。サービスの内容と質の担保はプログラムの効果検証によるエビデンスで判断される。経済的困窮者も無料で受けられるコミュニティにおける臨床心理的援助やサービスにおいて、プログラム化は欠かすことのできない要素となっている。

アディクションの専門家は、自助グループが生み出した言葉や方法を乗り越えて、エビデンスに基づいた方法やプログラムを生み出したのである。それらは自助グループ参加も包摂したパッケージとなっており、研修を受けて実践することが専門家であることを保証する。そこでは、アイデンティティクライシスは払拭されるだろう。彼女の主張どおり、日本でも近年アディクション臨床におけるプログラム化が著しく進んでいる。それはあたかも専門家の逆襲のような気がする。

アメリカにおいて、プログラムの主たる担い手はコミュニティサービスにおける心理士やSWであり、医師や看護師といった医療関係者とは別個に実施されるのが通例である。ところが日本では、プログラムの多くは精神科医による翻訳本をとおして導入され、訳した精神科医がプログラムの伝導師となることで、結果的には精神科医主導となる。

何より大きいのは、今の日本では医療化され保険点数化されなければ、あらゆる援助やサービスが成り立たないという構造である。三〇年近く保険点数の五倍から一〇倍近いカウンセリング料金を設定してきた立場からつくづくそう思う。目の前から消えていったクライエントたちは、単に「カウンセリングは高い」と感じただけなのかもしれない。貧困化と格差社会化が進行する時代に、アディクションという問題を抱えた人たちにとって保険診療という料金設定がどれほど必要なことだろうか。たぶん利用者にとっては医療化・脱医療化などどうでもいいのだ。

## 脱施設化が医療に呑み込まれる

さて、オープンダイアローグ（ＯＤ）はどのように精神医療の風景を変えるのだろう。すでに日本では二四時間対応の Assertive Community Treatment（ACT）が展開され、ネットワークも形成されている。重い精神障害を抱えた人が住み慣れた場所で安心して暮らしていけるように、さまざまな職種の専門家から構成されるチームが支援を提供する「包括型地域生活支援プログラム」と呼ばれているが、その全貌を知るにつれ、アディクションをめぐる諸状況と酷似していることを痛感させられた。

高木俊介[8]は「ＡＣＴは脱施設化を促進できるのか？――理念なきＡＣＴ導入を危惧する」として

次のような論点を提起している。そもそもアメリカで誕生したACTは地域におけるSW主体の援助を想定したものであるが、日本ではSWの地位がそれほど高くなく、結果的に病院スタッフや精神保健システムがACT推進の中心となっている。公的資金をバックにした福祉モデルによるACTが、結果的に日本では精神保健システムを改革するどころか強化するように機能している。また日本の精神科医には、福祉関係者と対等な立場でディスカッションする土台が欠如している。医療におけるピラミッド構造の問題点を看過すれば、結果的には脱施設化どころか、強力な精神科医療の地域管理につながってしまう危険がある、と。

高木が述べている危惧は、アディクションにおけるプログラム展開が保険適用になったことへの私の危惧と重なる。公的資金が乏しい中で、もともとコミュニティモデルとして形成されたプログラムが、いつの間にか保険診療というシステムに組み込まれて実施される危険性は高木の述べているとおりである。医師を頂点とするピラミッド構造を看過して、「チーム医療」の掛け声のもとで病院内で、時にはデイケアで実施されるプログラムはアディクションの医療化そのものではないだろうか。

## 不在の当事者をめぐって

アディクションにおいて、困っているのは周囲の家族である。本人は Identified Patient (IP) と呼ばれ、患者と名付けられたとしても自分が問題だとは思わない。この困難さがさまざまな援助法を生み出してきた。七〇年代からアメリカでは家族への介入が盛んになった。家族の対応を変化させ、本人を現実に直面させることで治療への導入を図るというものだ。

近年では、ＭＩ（Motivational Interviewing）＝動機づけ面接法がアディクション臨床において広がっている。詳細は専門書を読んでいただきたいが、治療への動機を持たない人たちに対して効果的質問を繰り返して、本人の動機を高めていくという緻密な方法である。自分の問題で困り、お金と時間と労力を使ってカウンセリングや治療の場に訪れる人たちは氷山の一角であることがよくわかる。その人たちだけを対象としていくカウンセリング機関もあるだろう。しかし、私たちは精神科医療が包摂できない人たちを積極的に対象としてきた。動機をもたない「不在の当事者」の周囲で困り果てている家族こそ対象とするべきなのである。家族は疲れ果てており、時には不幸な事件が起きることもある。

中でも困難な事例は引きこもっている息子（時には娘）を抱えた親である。医療も含めた援助の場に登場することはかなわず、歳月だけが過ぎていき、両親間の対立は深まるばかりという悲劇的な状況は驚くほど似通っている。

ＯＤを知ることで私にもたらされたものは、このような事例にも突破口があるかもしれないという一筋の希望である。何人もの疲弊した母親の顔、会うたびに私を襲う無力感、会ったことのない不在の当事者である息子や娘のイメージが思い浮かび、そのぶんだけＯＤという方法に賭けてみよ

（8）高木俊介：精神神経学雑誌、一一三巻六号、二〇一一年

うという動機は高まった。

精神科医療も手出しができず、カウンセリングでも途方にくれるしかなかった問題に、こちらから出かけていく。九五年にカウンセリング機関を開業したときに、訪問だけはしないと心に決めていた。そんな危険なことはできない、責任も取れない、料金設定もできないという「ないないづくし」の方法が訪問だった。それから三〇年近くが過ぎ、開業心理相談機関のひとつの生き残りの方法が訪問・アウトリーチかもしれないと考えている。ODを根拠づける哲学に触れて、行き詰った壁の一角が崩れるかもしれないと思った。「目の前にいない（不在）なら出かけていって会ってみましょう」という、実にシンプルでラディカルなODは、精神科医療の一角を変えるのだろうか。

## これからの資格

そもそもフィンランドで誕生したODは、ヤーコ・セイックラという臨床心理士が中心となってつくりあげられたものである。しかし私も含めて日本では当初ODに注目した同業者は少なかった。心理職の人たちは海外の新しい動向にアンテナを張り、積極的に日本に紹介する努力をしなかった。精神科医の中には輸入代行業のようにして海外の文献や著作を導入することに熱心な人もいるというのに、同業者のあいだではそんな姿勢はあまり好ましいとされない。臨床心理士になる条件のひとつにスーパーバイザーの存在がある。これを家元制度の師匠に模すのなら、やはり師匠を差し置いた行為はためらわれるだろう。幸か不幸か精神分析の潮流と距離をとり、心理劇（サイコドラマ）

に軸足を置いてきた私には恩師はいてもスーパーバイザーはいなかった。師匠がいたら果たしてどうだったのかと想像してみる。

国家資格である公認心理師が成立したことで大きく状況が変化することを期待しているが、臨床心理的行為に対する経済的対価が定まっていないことも足かせになっている。大学の研究職か公務員か、それとも医療に職を得るしか収入の道はないのだ。若い人たちのあいだでは、資格をとっても食べていけないのかもしれないという不安も広がっているという。

私たちのような開業心理相談機関として経済的自立を果たしている存在が稀であることもあまり知られていない。個人開業は多いのだが、スタッフを何人も抱えてビルのワンフロアを借り切るという規模を維持していくことがどれほど冒険だったかを、三〇年近く経って再認識している。オープンしてから、クリニックを経営する知人の精神科医が数人私たちのセンターを訪れたことを思い出す。当時はわからなかったが、たぶん偵察を目的にしていたのではなかっただろうか。新たな業態が自分たちにとって脅威になるかどうか、それを確かめに来たのかもしれない。私たち心理士が彼らにとっての脅威になるはずもないと思っていたが、そこまで敏感に経営についてアンテナを張りめぐらしていることに驚かされた。公認心理師という国家資格を取得することで、生活が保障される時代が早くきてほしいと考えている。

## やはり逃げ続けよう

精神科医療が転換期にあると言われて久しいが、現行の国民皆保険制度が変わらなければ、根本的変化は望めないだろう。アメリカのように保険そのものを民間保険会社が受け持っている国になることを望むわけではないが、脱施設化が果たされたとしても、料金面でハンディを背負った私たちにとって、精神科医療の息のかからない問題を対象としなければ生き残ってはいけないのだ。だからこそ精神科医療からは遠く逃げなければならない。逃げることは、排除という傲慢さとは無縁の態度である。ヒエラルキーや権威構造とは無縁のイコールパートナーとして、礼を尽くして相互リファーに徹すること。そして医療モデルとは異なる援助論に立脚し、診断的態度や用語とは別の言葉で援助をする。その先に見えてくるのは、加害・被害、紛争処理・修復的司法といった問題群であり、権力・支配・植民地化といったキーワードである。

ひたすら逃走しながら背後に目をやると、姿を巧みに変化させながらしたたかに触手を伸ばし続ける精神科医療が目に入る。そのキー概念のひとつが「健康生成」である。すでに野口（1995）[9]が述べているように、アディクションは今後健康を阻害する問題群としてとらえる方向に発展するだろう。アルコール健康障害対策基本法は厚労省ではなく内閣府が管轄する法律として、二〇一四年に施行された。これが今後アディクション援助全体にどのような影響を与えるかについても関心を払わなければならない。健康志向や予防までを射程に入れることで、精神科医療の内包が拡大する傾向が見て取れるからだ。

地域の中に、そして健康という言葉とともに生活の隅々にまで医療の触手は延ばされている。ODは果たしてどこに位置するのだろうかと思う。触手の先端部分か、それとも別の小島を築くのか。そんなことを考えながら、やはり精神科医療からは逃げ続けようと決心を新たにしている。

（9）野口裕二『アルコホリズムの社会学――アディクションと近代』日本評論社、一九九五年

# 突然頭痛に襲われた——『チチカット・フォーリーズ』について

風変りなタイトルは何度も目にしていたが、今回執筆依頼されたので初めてDVDを見た。もともとドキュメンタリーはきらいじゃないし、ワイズマンの作品はすでに仕事柄『DV』（二〇〇一）と『DV2』（二〇〇二）は見ていた。容赦のない描写には定評があることも知っていたが、本作は短いから大丈夫だろう。そう思いながら見始めた。

変色したような画面を眺めながら、三〇分ほど経ったころ、頭の一部がキリキリと痛み始めた。これまでの人生でそんな頭痛は経験したことがなかった。知人が「片頭痛持ちなんで鎮痛剤が欠かせない」とぼやくのを、内心憐れんでいたほどだった。頭蓋骨を中からキリで突かれるような痛みに、体調が悪いのかもしれない、新型コロナワクチンを二回接種しているけれど念のために、と熱を測ってみた。平熱だったが、無理をしないように見るのを中断した。その二日後にもう一回DVDを見た。こんどは体調も万全だと張り切っていたのだが、またもや三〇分くらい経ったころから同じ痛みが始まったのである。

ワイズマンがこの作品を撮ったのは一九六七年だ。その四年後の一九七一年に、二四歳の私は大学院のかたわら、精神科病院に勤め始めた。東京の西の端にあるその病院は、一九五〇年代に始まる東京都の私立精神病院増設の動きに伴って大規模精神病院となったという歴史をもつ。当時土地が安かった八王子周辺には、同じような規模の私立の精神病院がいくつも林立していた。

仕事はじめの朝、院長はニコニコ笑って「がんばって」と、私に鍵を手渡した。束になった鍵はずっしりと重く、白衣のポケットに入れるとじゃらじゃらと音がした。手で握ったあのひんやりとした感触を、五〇年経った今でも、思いだすことができる。

人が人の自由を合法的に奪うことができる、鍵のかかった病棟に閉じ込めることができる、そんな強大な権力を二〇代半ばの私が手にしていいのだろうか。そう思った私は、怯えから身震いした。しかし周りを見渡せば、医師をはじめとするすべての職員は鍵を持ち、明るく笑いながらガチャガチャと鍵を開けて病棟に出入りしているではないか。これが当たり前なんだ、これが病院の日常なんだ、私も平気な顔をしよう、こんなことなんでもないとふるまわなければ病院勤務から脱落してしまう。こう考えることで、私はすぐに、あの精神病院の日常に表向き溶け込んでいった。

映画の冒頭に映し出されるのは、入院している患者さんたちが楽しげに歌っている光景である。音楽も明るいのに、歌っている彼らの眼は笑っていない。職員らしいひとたちが盛り上げてわざとらしく笑い転げる光景も淡々と映し出される。

たぶん、私の頭痛のポイントはあの場面から始まっていたのだろう。

私の勤務した病院は、院長のワンマン経営と患者さんを私的目的で使役させたことで、都の衛生局（当時の）の監査が入って体制が一新された。その二年後に私が入職したわけだから、東京都の精神病院の中でも良心的で意欲的な治療体制をつくろうという意気込みに溢れていた。

そのひとつが「レク」というものだった。レクリエーションをそう略し、職員は患者さんといっしょに高尾山まで散歩したり、お盆には病院の広大な庭に櫓（やぐら）を組んで盆踊り大会を開いたりした。院長や副院長も輪になっていっしょに踊る光景は、その病院の意気込みの表れだった。そして一二月にはクリスマス会が行われ、病棟ごとに演目を決めて発表することになっていた。

私はある病棟のレクに加わっていた。その病棟には入院期間が一〇年を超える女性患者さんたちが入っていた。彼女たちはもう退院先もなく、生涯をそこで過ごすのだろうと思われていた。静かで奇妙に清潔な病棟には、午後になると西日が差しこみ、そのときだけ畳敷きの病室が鮮やかに浮かびあがるのだった。決まった時間に食事を摂り、決まった時間に薬を飲む。ルーティンを繰り返すだけが彼女たちの入院の日々だった。鍵のかからない解放病棟だったのは、おそらく誰もそこから出ようとはしなかったからだ。

夏ごろからすでにクリスマス会の出し物を相談し始めた。もちろん患者さん抜きで、看護師さんや作業療法士（OT）と心理職の私が、まるで小学校の運動会の出し物を決めるように話し合った。そして患者さんたちとなんども練習を繰り返し、クリスマス会当日、私は舞台上で患者さんと腕を組み振付どおりに踊った。曲は「わたしの彼は左きき」だった。

小さく投げキッス　する時もする時も
こちらにおいでと　呼ぶ時も呼ぶ時も
いつでもいつでも彼は左きき
あふれる涙をぬぐうのもぬぐうのも
やさしく小指をつなぐのもつなぐのも
いつでもいつでも彼は左きき（中略）
わたしのわたしのかれは左きき

（千家和也作詞、筒美京平作曲、麻丘めぐみ歌）

振り付けは麻丘めぐみのものを録画して練習し、左手を音楽に合わせて腰のあたりでひらひらさせてにっこり笑うようにした。けっこう評判がよくて、拍手も湧いたのだが、いっしょに舞台に立った患者さんたちは終われば無表情だった。ルーティンであるラジオ体操のあとのように、黙々と麻丘めぐみ調のメイクを落としている。彼女たちに明るい声で「お疲れ〜」とねぎらってはしゃぎながら、私の中には冷たいものが流れた。ものすごく恥ずかしいことをしたのではないか、と思った。

本作を見ながら、鋭い頭痛に襲われた理由のひとつは、画面上で楽し気な舞台上の患者らの傍で大仰に笑いころげる女性職員（ボランティアかもしれない）の姿に、かつての私の姿を見る思いがしたからだった。誰にでも、思いだすとヒェーと叫びたくなるような恥ずかしい記憶が一つはあるだろう。私にとっては、あの「左きき」の舞台がそうだったのである。

精神科病院のドキュメンタリー映画は珍しくない。映画でも『カッコーの巣の上で』(一九七五)など名作も多い。あの鍵の重さに象徴されるように、合法的に人間が人間の自由を奪うことは、刑務所と精神科医病院にしか許されていない特権である。特権と書いたが、どこか吐き気を催すような醜悪な権力でもある。前者は司法であり、ひっそりと死刑を執行することで人の命を奪うこともできる。後者は精神医療であり、縛り上げて個室に閉じ込めることもできる。

二つの権力は鍵によって象徴されるが、司法のほうがわかりやすい。手錠や腰縄、灰色の獄舎によって権力は可視化されむき出しになるからだ。そして、日本は多くの国民が死刑執行という権力行使に賛成し、時には熱望したりする国でもある。

いっぽうで精神病院は、「治療」のための施設であり、鍵を掛けられ自由を奪われる権力行使は、「本人のために」として正当化される。治療が効果を発揮すれば、そこから出ることができ、元通りに社会復帰できることも保障されているので厄介である。

本作の舞台になっているのは、矯正院と言われる施設だ。いわば司法と精神医療とが合体した施設である。犯罪者でありながら精神的疾病も抱えている人たちが「収容」(入院)されている。裸にさせられるのはおそらく危険物を所持させないためであろう。撮影当時のアメリカは、ベトナム戦争が起きたばかりで、ソ連(今のロシア)との東西対立や冷戦の緊張が高まっていた時期だ。登場人物の中に、共産主義について滔々と語るひとがいるのも不思議ではない。本作にも、自分はここから出たい、こんなところにいたら本当にヘンになってしまうと主張する患者さんが登場するが、医師たちはカンファレンスらしき場面で「妄想がひどくなっている」「まだまだだね」と語り、入所期間を延長し薬を増量する判断をくだす。よくよく考えてみれば今の精神病院と何が違うのだろう。入退院と薬の処方という権力がすべて医師に集約されているのは、令和の日本も同じだ。

日本における司法と精神医療のドッキングは、宅間守が起こした二〇〇一年の子どもたちへの無差別殺人事件がきっかけとなって実現した。現在では医療観察法病棟と呼ばれ、多くの予算が投入され、全国の基幹病院の一部に設置されている。スタッフの多くはその病棟専従であり、そのトレーニングはイギリスなどをモデルとして実施されているのが現状である。

世界でもっとも精神科の病床数の多い国だという不名誉な現実は、厚労省のさまざまな社会復帰促進努力にもかかわらず、なかなか変わらない。いわゆる社会的入院を余儀なくされている多くの患者さんたちは、経済力もなく退院を同意してくれる家族も存在しないのである。行き場のない人たちを最終的受け皿として引き受ける精神病院は、福祉関係者にとってはありがたい存在でもある。生活保護受給者を多く入院させている精神病院でどんなことが起きているかは、ブラックボックスのようで外部からはうかがい知れないところもある。それが二〇一九年からのコロナ禍によって、一気にあばかれることになった。

二〇二一年七月三一日に放映されたＮＨＫのＥＴＶ特集「ドキュメント 精神科病院×新型コロナ」は、その点を取材したすぐれた番組だった。コロナの感染がわかると、病室に南京錠を掛けて出られないようにされたという患者さんの証言、コロナから回復しても戻る先は精神病院しかない多くの患者さんの姿、一九七〇年代に勤務していた病院と同じ畳敷きで仕切りのない病室が、令和の現在も残っていること……などに驚かされた。中でも印象的だったのは、日本精神科病院協会会長がインタビューのなかで「社会の皆様の安全のために貢献してきたのに、あまりに無理解である」と述べたことだ。精神病院の「社会防衛」的機能に関しては、なかばタブーのようになっていたからだ。はからずも、精神病院が「治療」という表向きの機能と、社会防衛的機能との二つを背負っていることを自ら公言したことになる。本来矛盾する二律背反的機能が埋め込まれた精神病院は、その葛藤を自覚しなければ果てしなく非人間的になっていくはずだ。

本作が見るひとに衝撃を与えるとしたら、舞台である矯正院が社会防衛的機能を明確に謳っている場所だからだろう。そして、それはもともと精神病院が背負っているものであり、大なり小なり、現在の日本の精神病院と共通していることを強調したい。

もうひとつ、精神病院のドキュメンタリー映画を紹介しよう。中国の雲南にある精神病院を長期にわたって撮影した『収容病棟』（ワン・ビン監督、二〇一三）だ。『チチカット・フォーリーズ』は八四分だが、こちらは二三四分という長さの作品だ。映画館では、前半と後半に分けて上映され、途中で休憩が入った。その病院はほとんど管理が行き届いていない。いうなれば放し飼い状態の患者さんたちなのだが、そのことがむしろひとりひとりの個性を際立たせており、周囲の自然と調和する湿度さえ感じさせた。もっとも印象的だったのは、食事時間になると患者さんたちが病院の中庭にいっせいに集まり、みんなでもりもり食べる光景だ。精神病院という場所が、逆に生きる力の強烈さを際立たせることが伝わり、見終わった後に温かいものが残る作品だった。もちろん頭痛など起こりようもなかった。

なぜワイズマンのこの映画を見た私は、頭痛に襲われたのだろう。

本作は、中高年男性の裸体があれほど醜悪だという発見以外は、すべてがデジャブの世界だった。ああ、おんなじだ、と思ったのである。かつて私が居た世界と同じ空気が画面の向こうにも充満していた。居丈高な精神科医の患者さんを診る目つき、保護室で同じ行為を繰り返し、壁に向かってぶつぶつ呪文を唱える患者さんの姿、ベッドに縛り付けられて強制的に鼻から栄養を注ぎ込まれる姿も、すべて見たことがあった。

本作に登場する女性たちは、幸せな日常生活を送っている私たちが、あなたがたにそれをおすそ分けしますよ、と言いたげに、ことさらに笑い、はしゃいでいた。それも見たことがあった。たぶん、私もそうだったからだ。

ドキュメンタリー映画が、現実をそのまま描いているわけではないということは、すでに多くのドキュメンタリー作家が述べている。しかし、本作を見て、ドキュメンタリーこそ、監督の意図を露わにするのではないかと思った。一般的にはフィクションのほうが監督の想像力・イマジネーション・意図を表現すると考えられがちだが、逆ではないだろうか。

これまでに経験のない、あの激しい頭痛が私をそう思わせたのである。

ワン・ビンの作品にあってワイズマンの作品にないものは何か。それはヒューマニティという価値に依拠する姿勢ではないだろうか。

司法と精神医療という二重の権力によって衣服を剥ぎ取られ、全裸のままでカメラの前に登場する患者さんたちの姿は、ナチスの強制収容所に送られるときに衣服を剥がれたユダヤ人と重なる。人が人を拘束することに無感覚になることの恐ろしさ、犯罪者と精神障碍者のダブルスティグマを刻印された人たちに対する治療に名を借りた非人間的ふるまい、そこで亡くなっていく人たちの「死」への対処……。

ワイズマンは、登場する人たちの奇矯な行動を撮っているかに見えて、実は拘束する側、治療する側、それに連なる多くの職員たちの無感覚ぶりを描いているのである。人はどこまで平気になれるのか、どうやって慣れていくのか。極北ともいえる非人間的世界と、日常生活との往還がどうやって習慣化するのか。そこにはヒューマニズムやヒューマニティなど存在しないのではないか、果たしてそこに信頼を置けるのだろうか、というワイズマンの問いがある。

ひるがえってみれば、それは半世紀も前の二〇代の私に対する問いでもある。アルコール依存症をはじめとするアディクションにかかわるきっかけとなったのも精神病院に勤務したからであり、あの経験は私の人生を決めた、そう思って美しく整理してきたのだった。しかし頭痛は襲った。そしてクリスマス会の自分の姿がありありと浮かび、ヒェ〜と叫びそうになった。

あの鍵を手渡されたときの感覚は忘れられないのに、私はすぐに慣れて、平気になって、病院と私生活の往還を日常化できてしまった。そのことを自覚しなければならないのだ。制度やシステムによって合理化・合法化されていたとしても、人が人を鍵で支配することの異様さを忘れてはならない。精神科や刑務所や拘置所など、鍵を持たされる仕事を経験することの慄きを、繰り返し想起しなければならない。極北を経験したことの意味を反芻しなければ、私たちは、ナチスの強制収容所を非難する資格はないと思う。

ワイズマンの映画は、このように実に雄弁なのである。

# DV加害者プログラムの実践経験から

## はじめに

加害者という言葉を使用するたびに、いくつものためらいや迷いが生まれる。筆者は二〇〇八年にこの言葉をタイトルとする本（信田 2008）を上梓したが、当時に比べると性暴力や家族の暴力においても加害者と名指し名指されることがSNSを中心に飛躍的に増えている気がする。

本章では二〇年以上にわたりDV加害者プログラムを実施してきた経験[1]に基づいて、加害者という言葉について歴史的・構造的にとらえ、心理職の立場から加害者臨床についても述べたい。

## 暴力という言葉の誕生

加害者という言葉には、いくつかのパラダイムが前提となっている。対概念とも言うべきなのが

（1）特定非営利活動法人RRP研究会（代表信田さよ子）のホームページを参照［http://www.rrpken.jp/］。

被害者である。さらに、加害・被害の生じる背景を考えるには暴力という定義が必須となる。暴力一般について語ることは筆者の任ではないが、この定義は近代以降に登場したことは間違いないだろう。一六世紀までの、M・フーコーのいう「王様のいた時代」には自我、人間、自己といった近代的人間観、それに基づく人権概念など存在しなかったので、暴力という定義など生じるはずもない。有史以前から戦いや争いは無数に生じ、その都度多くの人たちの命が奪われてきたが、それは戦いでこそあれ暴力ではなかった。

暴力という定義を構成しているのが、不当、他者、意志、破壊（侵入）といった言葉である。自らの意志に反して「不当」に破壊・侵入されることが暴力なのだ。このように人権を普遍的な価値を持つとしなければ、暴力は存在しない。たとえば二〇二二年の二月にロシアがウクライナに侵攻したことは国際法に反した「暴力」であるとされるが、ロシアは軍事行動を正当化する理由をいくつも挙げている。ロシア国内のプーチン支持率がそれほど低下していないとすれば、ウクライナのナチ化を防ぐこと、ウクライナ南部のロシア系住民弾圧からの解放といった理由がそれなりに納得されているからだろう。あらゆる戦争がそれを仕掛けることを正当化する理由を持っているものだ。

## 暴力の三つの位相

暴力を私的、市民社会的、公的の三つに分けてとらえたい（上野 2006）。近代以降、暴力という言葉は主として市民社会で犯罪としてあつかわれ、禁止されることになった。市民社会は多くの人たちが安心・安全に過ごせるように非暴力でなければならないからだ。街角や公共交通機関で他者を殴ったら犯罪になる。そのいっぽうで、残りの二つの位相の暴力は不可視化され隠蔽されることになる。

自衛隊や警察は市民生活の安全のために機能しているように見えるので、六〇年代末に比べれば比べものにならないほどしょぼい規模のデモ行進を取り囲む膨大な数の警察や機動隊の存在によって、はじめて公的暴力（国家による暴力）を垣間見ることができる。

私的暴力は、本稿のテーマでもある家族の暴力と性暴力を指す。そのいずれもがつい最近まで日本では「被害者有責論」、つまりされるほうに問題がある、されたほうが悪い、という言説によって不可視にされてきたのである。長年にわたって形成された世間の常識がそうしてきた面もあるが、日本の法体系そのものも明治以降私的暴力の存在を認めてこなかったのだ。

## 公的暴力と私的暴力の密約・共謀

参議院法制局のホームページには以下の文章が掲げられている。

【法は家庭に入らず［古代ローマ］】
この法格言は、家庭内の問題については法が関与せず自治的解決にゆだねるべきであるとの考え方を示すものです。民法の協議離婚制度（当事者の合意があれば、裁判所の関与なく、届出のみで離婚できる制度）や刑法の親族間の特例（窃盗、詐欺、横領などで夫婦や一定の親族には刑が免除）などに具体化されています。なお、家庭内における虐待や暴力について、いわゆる児童虐待防止法やDV防止法が制定されるなど、この法格言を超えて積極的に法が関与する例も見られます。（傍点筆者）

二〇〇〇年の児童虐待防止法や二〇〇一年のDV防止法は、明治以降の歴史においてどれほど画期的だったかがわかる。しかし二法は禁止法ではなく、あくまで防止法なのである。つまり現行法は被害者保護と予防を本務としているのであり、加害者を禁止法違反として逮捕することはできない。この前提は意外に知られていない。筆者らの実践しているDV加害者プログラムは公的なものではなく、あくまで自発的参加希望者のみを対象とせざるを得ないのも、このような背景があるからだ。

なぜ不介入なのか。この点に関して女性学では公的暴力と私的暴力の共謀性、密約を指摘している（上野 2006）。国家の暴力を温存し不可視にするために、家族における暴力（家長である男性の）を温存しているという指摘である。筆者は九〇年代末までは目の前のDV事例とかかわりながらもがいていたが、この視点を得てまるで霧が晴れたような思いに襲われたことを思いだす。そうか、そうだったのか、と。

性暴力に関する法律も、つい最近改正されるまで明治憲法のままの内容だった。そのことにも国家の意志を痛感させられる。性にまつわる暴力や生殖に関する制度の改変において、国家の意志がもっとも露わになるのではないか。DVの問題も、加害者逮捕や公的な加害者プログラム実施には、防止法制定後二〇年以上経っても、相変らず日本は及び腰なままなのである。

## フォレンジックなアプローチ

心理職の世界では、八〇年代から精神分析的なアプローチが中心となったが、いっぽうで来談者中心的カウンセリングも広がりを見せていた。しかしさまざまな問題の中に、暴力は入っていなかった。暴力と定義され犯罪化されれば、それは司法機関に任せるという姿勢が中心だった。しかし筆者らの開業心理相談機関では、家族の暴力（DVや虐待）にまつわる相談が多く、それに取り組むことが当たり前に要請されていた。暴力という司法（フォレンジック）モデルを援助の中に取り入れざるを得なかったのである。

司法モデルにはさまざまな特徴があるが、もっとも重要な点は「正義」（Justice）という視点が投入されることであろう。暴力という言葉にそれは含意されている。暴力＝悪＝犯罪なのであり、そこには加害者と被害者という二極化された存在が想定される。心理学や精神医学は、科学であることを掲げており、司法との境界を措定することは必須であった。明治以来の医療と司法の関係をたどればそれは明らかである。たとえば司法精神病棟（医療観察法病棟）の制度化のように、その存立基盤は絶えず政治的な流れの影響を受けざるを得なかったのである。

ＤＶという言葉は親密圏・家族・私的空間におけるパートナーとの関係において、単なる夫婦ゲンカや衝突といった「お互いさま」の世界を超える犯罪という視点を持ち込み、「正義」を掲げることになったのである。

いっぽうで臨床心理学は『正義』というフォレンジックなパラダイムに拠らない心という内的世界を対象とする。父が母を殴るのを子どもが見るという事態を、ＤＶ目撃ととらえれば、子どものこころや母のこころの問題ではなく、暴力という司法モデルの適用となるだろう。それは、従来の臨床心理学・精神分析における精神内界の外界からの相対的独立、援助者・治療者の中立性といった前提を大きく変えることになるだろう。

昨今の虐待死事件の頻発を受けて、こころの専門家は何ができるかを遅まきながら考えざるを得なくなった。魚が泳いでいるときには何もしないで、捕獲されて料理するときだけかかわるという態度は許されなくなったのだ。実際に暴力が起きている場面にはかかわらず、診察室やカウンセリングの部屋に登場したごく一部の人だけを対象とすることへの疑問が生じるのは当然だろう。

## アディクションとフェミニズム

筆者は一九七〇年代からアルコール依存症などのアディクションにかかわってきた。実は家族の暴力とアディクションとは分かちがたい関係がある。

当時の日本では、一九七〇年代末から注目された子どもから親への暴力が「家庭内暴力」と呼ばれ、それ以外には暴力はないと考えられていた。それはあってはならない行為だったからである。親から子、夫から妻へという、従来はあたりまえとされた行為（力の非対称性を不問に付す）に対しては、正当化し、時にはされた側（被害者）に問題があるとされてきたのである。日本で夫から妻への暴力に関心を示したのは、アディクション領域にかかわる専門家たちだった。斎藤学を中心とした地域精神保健を巻き込んだ実践・研究者たちは、依存症家族における被害（アダルト・チルドレンやバタードウーマン）に八〇年代末から注目していた。『アディクションと家族』誌第一一巻三号は「夫の暴力とバタードウーマン」を特集している。

アディクションにおいては、問題行動を起こす本人と周囲の家族が他の精神疾病のような「治療協力」関係ではなく、利益相反的関係を呈する。酒を飲みたい本人とやめさせたい家族は対立するし、酒に酔って家族に暴力をふるう男性は現在でも珍しくない。女性の依存症者が注目されるようになると、夫から彼女たちへの暴力被害も浮かび上がった。このようにアディクション臨床の援助者は、日本でもっとも早期にＤＶや虐待に注目した人たちだったのである。カナダでは、ＤＶ加害者プログラム実施団体の多くがアディクション臨床の援助者を兼ねていた。アディクションが犯罪や社会病理と密接につながっており、司法的（フォレンジック）な視点を内包していることを表している。

もうひとつが家族の暴力とフェミニズムとの関連である。一九七〇年代に、世界的な第二波フェミニズムの流れの中で、欧米では性暴力被害者支援、ＤＶ被害者支援のムーブメントが生まれた。日本における第二波フェミニズムの影響は、一九八〇年代に顕著になった。フェミニストカウンセリングが河野貴代美によって導入され、上野千鶴子らにより女性学が発展した。アメリカと同様にこのような変化は、性暴力や男性から女性（夫から妻）への暴力を告発し被害者を支援するムーブメントとして表面化した。暴力という言葉には、対等な個人間で起きる一般的な暴力ではなく、力における不平等（非対称的）な構造を基盤とする「構造的暴力」という意味が込められている。九〇年代に入ると、日本のアディクション関係者とフェミニスト的ムーブメントは一部で連携し、一九九三年の民間シェルターＡＷＳ（Abused Women's Shelter）の設置などにつながっていった。

藤沢周平の描く世界においても女性に対する暴力や殺害は登場するし、小津安二郎の映画にも、與那覇潤が指摘しているように（與那覇 2011）男性たちから妻への激しい打擲場面は登場する。ただ当時はそれが「暴力」「犯罪」「許されないこと」ととらえられていなかっただけである。それが暴力として、正義（Justice）という視点を含めてとらえられるようになったのは、世界の潮流の影響とともに第二波フェミニズムの発展によるところが大きい。

## ＤＶの包括的援助

しばしばＤＶ加害者プログラムは単体で実施されているのではないかと思われがちだが、そうではない。諸外国でも、「被害者支援の一環として」という大前提を欠いた加害者プログラムは存在しない。これは大義名分かもしれないが、重要なポイントである。メディアで「加害者治療」「加害者ケア」といった表現を用いられることがあるが、これは危険である。加害者はケアや治療される存在ではなく、第一義的に被害者に責任を取るべき存在だからである。カナダでは、各州におけるＤＶ加害者プログラムのファシリテーター養成の条件に、ＤＶ被害者支援の経験が一定期間あることが加えられている。その原則をないがしろにしないためである。
筆者はＤＶ加害者プログラムにかかわる以前の二〇〇二年からＤＶ被害者のグループカウンセリングを実施しており、現在も継続中である。またＮＰＯ法人主催で、ＤＶ被害母子を対象とした「母子同時並行のコンカレントプログラム」も不定期的に実施している。このように、ＤＶと虐待、加害者と被害者の双方を包括的にとらえ、関係者の緊密な連携のもとで加害者プログラムは実施されるべきなのである。

ここで記憶に新しい二〇一八年の目黒女児虐待死事件、二〇一九年野田小四女児虐待死事件を振り返ってみよう。いずれも主たる加害者が父だったことは、これまでの虐待防止に関する言説の多くが虐待者＝母である想定で論じられてきたことを覆した。また、虐待加害者である父はＤＶ加害者でもあったが、ＤＶと虐待の関係者における連携不足が発覚した。

児童相談所を中心とする虐待関係機関は親子関係を重視し、女性相談センターを中心とするＤＶ関係機関は夫婦関係を重視する。前者はヒューマニズムに、後者はフェミニズムに、それぞれ重点の置くという違いがある。しかしこのことは一般の人たちにほとんど知られていない。多くの人たちは虐待とＤＶの違いも知らず、残虐な親と暴力夫をいっしょにして「加害者」と呼んでいるのだ。

縦割り行政の弊害も加わり、児童相談所と女性相談センターとの意志の疎通が円滑ではなかったことが明らかになり、メディアで初めて問題視されるようになった。その影響で二〇二一年からは相互研修や共同での会議出席に始まるいくつかの改善がみられるようになった。二人の女児の犠牲がなければ事態は変わらなかったのだろうか。そのことの重さを指摘したい。

## 医療と司法のはざまにある被害

筆者は一九九六年に始まるアディクション関連の著作において、また二〇〇八年の『母が重くてたまらない――墓守娘の嘆き』をとおして、従来の精神医学的モデル（「病理」「疾病」化）とは一線を画し、家族における力関係をポリティカルに把握しようと試みてきた。

二〇〇一年のＤＶ防止法によって「ＤＶは犯罪です」といったスローガンが生まれ、殴られ罵られる女性たちは、暴力の被害者と定義されるようになった。怒らせる妻が悪いといった家父長的価値観から解放されることがどれほど女性たちに意味があったのかは言うまでもない。被害者という司法的判断に裏付けられた定義によって、責任は加害者にあり、自分たちはむしろ支援されケアされる存在になったのである。被害者にとって、司法モデルは生命線としての役割を果たしている。

いっぽうで、加害者と定義されることは暴力行為の責任を問われることを意味する。しかしメディアも含めて、ＤＶ加害者という言葉を人格否定的なニュアンスをもって使用することは百害あって一利なしだろう。このような政策的裏付けのない「加害者＝悪」論、いわゆる司法モデルの独走が、かえって加害者の否認を強め行為の変容を阻害することにつながるのではないかと危惧する。

## 被害者の告発によってDV加害者という定義が立ち上がる

DVに関するムーブメントの多くはフェミニストや女性団体が主流となっているため、まるでDVは女性問題であるかのようだ。しかし暴力を行使する夫がいなければ妻は被害を受けない。本来これは男性の問題なのである。性暴力とは被害女性ではなく、暴力を行使する男性の問題であるのと同じである。

しかし当事者性が構築される順序は逆であり、DV被害者の告発があって初めて自分の行為がDV（加害）だと自覚を迫られるのである。つまり加害とは「被害者からの告発」によって「自覚を迫られる」という受動的な契機を伴っているといえよう。加害があって被害があるという時系列とは逆に、DV被害者という自己定義（当事者性の獲得）があって、初めてDV加害者という定義が立ち上がるのだ。したがって、DV加害者は、妻からの「一方的で勝手な定義」に怒りつつも家を出た妻に戻ってきてもらうために、子どもに会うために、不同意のままにDV加害者という与えられた定義を屈折した思いで口にするのである。

ちなみに、カナダやアメリカでは、通報して駆け付けた警察官によってDVという定義がなされるが、本稿で述べてきたように日本では公権力ではなく妻がそれを行わなければならない。これは実に過酷だと思う。

## 被害者意識に満ちたDV加害者

DV加害者プログラムの参加男性たちの言葉を借りればこのようになる。

「妻は自分のことをDV加害者だというが、むしろ自分のほうが被害者だ」

「これだけ普段我慢しているのに、それを理解しようとせずにあんな口調で言われたら誰でもキレますよ」

彼らの正直な気持ちは、「妻と再同居したい、子どもにも会いたい、だから本当はいやだし納得していないけどこのプログラムに参加している」というものだ。

被害者意識といっても、彼らはストレートに自分が被害者だと考えているわけではない。①もし妻（パートナー）が被害者だと主張するなら、②それは間違っている、③なぜなら妻に対して我慢してきた自分こそ被害者なのだから、④それを勝手に加害者呼ばわりすることは暴力だ、という順序をたどる。このような屈折した思いが、彼らのプログラムでの発言につながっている。おまけに②を声高に主張するわけではない。そんな態度をとれば自分が不利になることはわかっているので、むしろ妻がいかにひどいか、自分が我慢を強いられているかという実例を次々と述べて被害者性を強調するのだ。

被害者意識を「させられた感」と表現すればわかりやすいだろう。彼らは「すべて妻のせいだ」と考え、「妻からさせられた感」に満ちている。このような妻への被害者意識だけではない。彼らの一部は親からの被害や仕事上の抑圧感などを、妻が理解してくれない、妻が察してくれないという恨み・怒り・孤立感に転換していることも多い。

ＤＶ加害者プログラムは「被害者支援の一環」として実施されるため、彼らのそのような態度は、暴力の「否認」や「矮小化」であると判断されてきた。しかし一〇年ほど前から、このような彼らを断罪するような表現は用いられなくなった。被害者の立場から彼らを鮮明に批判することは、加害者の変化や更生を促進するどころか、むしろ再発のリスクを高めてしまう懸念もあるからだ。(2) このことは、司法モデルの硬直化による「加害者＝悪」論が、ＤＶの再発につながりかねないことを示唆している。

## 加害者トラウマと司法モデル

近年の傾向としてアディクションとトラウマの関連が注目されている（ナジャヴィッツ 2020）。ＤＶ被害者のアディクションも、生き延びるための行為として再定義されつつある（大嶋 2019）。とすれば、その文脈でＤＶ加害者をとらえることができるのだろうか。これは「加害者は実は被害者なんですよ、彼らはみんな虐待被害者なんですから」といった単純な話ではない。多くの心理職が後

（2）カナダで公的に用いられているＤＶ加害者のリスクアセスメントで現在第4版が公開されている Spousal Assault Risk Assessment による。

に詳述する加害者臨床を避けるのは、その主たる目的が再発防止という「責任をとる」ことにあるのが理由のひとつだろう。被害者ケアはトラウマをはじめとして医学や心理学モデルを適用しやすいが、加害者臨床は責任というワードを抜きには実施できない。

加害者トラウマ（加害者の負ったトラウマ）に正面から取り組むことをためらわせるのは、そこに「正義」の問題があるからだろう。加害＝悪となっているとき、その根源にトラウマ的経験があることを指摘することは、ある意味で悪の相対化につながってしまう。『魂の殺人』（ミラー 1983）ではヒトラーの幼年期における父からのトラウマ的経験がとりあげられているが、虐待の恐ろしさ（ファシズムの根源となりうる）を指摘することで、ヒトラーの免責をまぬがれている。

少年院の調査では、非行少年の多くが虐待被害を受けていたことが明らかになっているが、成人の場合はそのような調査すらない。

DVの加害者プログラムにおいて、子どもへの影響を知り、親との関係を振り返ることがテーマになることがある。参加男性の半数以上、多いときで八割が父から母への（その逆もある）暴力を目撃している。彼らの面前DV被害と成人後のDVに深いつながりがあることがうかがえる。

## 加害者の記憶、被害の記憶

加害者は加害記憶を喪失する、しかし被害者は死ぬまでそれを抱える。これは筆者の正直な実感である。この絶望的なまでに不平等と思える図式はすべての家族内暴力に当てはまる。子どもからの告発を受けた親は、虐待などした覚えはないと言い張り、時には告発した子どもがヘンだと責める。四〇歳を過ぎて初めて親に対して過去の虐待の記憶を訴えた際に、ケロッとして「つくり話なんかやめなさい」と言う親の姿を見て脱力した、という体験は珍しくない。最たるものが性虐待である。証拠を提示できなければ、加害者（親）のほうが司法モデルを超える圧倒的権力（世間の常識）をバックにして、加害者という定義すら跳ね除けてしまう。まるで蟻と象のように思える。

じょじょに知られるようになったが、被害者のフラッシュバックにはかなり重篤なものがある。PTSD的な解離を呈するひとも珍しくない。本稿では詳述を避けるが、多くの人たちにそのことはもっと知られるべきだろう。言うなれば被害者は、過去に引きずり戻される日々を送るしかなく、未来など存在しないのだ。

そのいっぽうで、加害行為の記憶がない例もある。妻の発言にキレそうになってからの記憶がなくて、ふっと我に返った時には妻が倒れていた、というのだ。また夜道で女性への抱きつき行為で逮捕された男性は、女性の跡を付けたことは覚えているが、気がつくと女性を押し倒していたという。

聴きようによっては自己弁護か嘘言と解釈されかねないが、彼らもそれで困っているのだ。カウンセリングで丁寧に聞いていくと、記憶が途切れる経験はそれが初めてではないこともわかる。記憶が飛ぶという表現はしばしば薬物依存症の回復男性たちが用いるが、正確には解離と呼ぶ。彼ら自身が過酷な親の虐待を受けて育ち、解離することで生きてきたのである。責任逃れだ、作り話だといわれることを恐れてずっと語ることを避けてきたのだが、一〇代のころから解離が頻発していたことを、PTSDについて学んで初めて自覚したと言う。同様に、DV加害者プログラムで初めてPTSDについて知り、改めて自分の記憶を振り返る機会を得た男性も多いのである。

## 責任をとること

被害を自覚する困難さはいうまでもないが、「加害の自覚」の困難さも想像を絶する。自分のやったことは自分が悪い、だから「申し訳ありませんでした」「反省しています」と謝罪する身振りだけで十分だとする表面的な加害自覚は簡単である。

映画『プリズンサークル』(坂上香監督、二〇二〇)で描かれたひとつのテーマは、自らの加害に直面することの困難さではないだろうか。家族の暴力の多くが、自分は正しい、これは愛情だ、という不作為の暴力である。つまり「悪気なんかない」ので、自らの存立基盤である夫・親の正しさを崩される加害という定義を受け入れられないのである。彼らが加害に向き合い責任をとれるようにすることが、加害者臨床の重要な役割であることがよくわかる。

どれだけ自分が正しくて愛情の一環だと思っていても、パートナーが被害を受けたと自覚し告発すれば、それは加害になってしまう。この「正しさ」をめぐる不一致、相手に与えた影響を推し量れないほどに正しさが横溢してしまうことが、家族の暴力の恐ろしさである。しばしばそこでは自分こそ被害者だという「被害者の位置取りをめぐる闘争」も起きる。

そこに介入するためには、正しさによって相手の存在を脅かしたひとを、さらに上位の正しさ

（司法）によって加害と判断することが必要となる。これが暴力という定義の役割であり、加害・被害という司法モデルの存在意義なのだ。

近年の性犯罪者へのプログラムの動向は、彼らが「よりよい人生」を送れることを動機づけ[3]、変化を促進していくことを強調する内容に変化している。謝罪や反省、被害者の苦痛への共感を強調することが再犯率を高めてしまうことがわかったからである。

近年では変化への動機づけに注目したり、カナダやオーストラリアを中心として、ナラティヴセラピーの影響を受けたプログラムが実施されたりもしている。A・ジェンキンスはその代表的存在であり、日本でも研修会が実施された。[4]DV加害者自身の変化を妨げているのは何かという点に着目し、彼ら自身の変化や責任意識を高めるための研修内容は、日本の参加者にとって多くの示唆に富むものだった。

## 加害者臨床

この言葉は日本でのDV加害者プログラムの草分け的な存在である草柳和之（1999）が用いたも

（3）ウイリアム・R・ミラー＋ステファン・ロルニック『動機づけ面接〈第三版〉』原井宏明ら訳、星和書店、二〇一九年。
（4）ワークショップ「加害者の変化は可能か？——アラン・ジェンキンス先生に学ぶ」、主催NPO法人RRP研究会、二〇一五年一二月五、六日、於武蔵野大学。

のであるが、司法や医療を超えた加害者へのアプローチを表すものであり、筆者もこの言葉を用いることにしている。ＤＶ加害者プログラムは加害者臨床のひとつの典型であり、従来の個人・集団の心理療法とはその構成や目的、参加者の背景や動機などが大きく異なる。自分の行為への自覚をもち、変化を希望する自発的参加者だけを対象とするのではなく、公的なプログラムが実施される日が到来すれば、裁判所命令による参加者を対象とする必要も生じるだろう。従来の医療や福祉、心理といった領域を越境するアプローチが必要とされるのではないだろうか。

司法領域で実施される性犯罪者処遇プログラムを見るまでもなく、心理学や臨床心理学で培った知見が更生を目的とした施設や場所で生かされる時代が到来している。二〇一六年の内閣府の報告書に初めて加害者プログラムの充実が家族の安全や被害者支援にとってもっとも必要な点であると明記された。今後は家族内暴力のみならず、ストーカーや性暴力、さらにはハラスメントといった社会内のさまざまな加害行為に対してアプローチできることが、心理職（公認心理師や臨床心理士）において要請されることになるだろう。そこでは司法的なジャスティスとケアとが両立することが求められる。加害者臨床はこのような射程をもつ領域なのである。

## おわりに

司法モデルに拠る被害者・加害者という定義は私的暴力においていつまで必要とされるのだろう。ＤＶ被害者が再同居しても、離婚をしても、日常生活は続く。子どもとの面会交流の諸問題も生じるだろう。時には新たなパートナーが登場する可能性もある。被害者支援と加害者プログラムのいずれも、さまざまな職種の援助者の介入が不可欠である。しかし重要なことは、加害者という定義は本来被害者によって生まれ、被害者によって解除されるのであり、その逆ではないということである。同じ私的暴力でも、性暴力のほうが司法の介入度は高い。刑期が満了し再犯がなければ更生したとみなされるが、DVはそうではない。DV被害者が被害者という自己定義を脱するとき、加害者は責任を果たしたことになるのだろうか。

DV被害者のグループカウンセリングを並行して続けていると、時間限定的なかかわりでは不十分で、長期にわたる人生同伴的な援助が必要なことがわかる。加害者臨床はこのような被害者支援の内実を知悉することによって成立すべきだろう。これまでの司法モデルや精神科医療中心の医療モデルには収まらない援助こそもっとも重要な意味を持つとすれば、筆者らのような心理職の役割はこのような領野においてこそ発揮されるのではないかと思う。

## 参考文献

A・ジェンキンス『加害者臨床の可能性——DV・虐待・性暴力被害者に責任をとるために』信田さよ子・高野嘉之訳、日本評論社、二〇一四年
A・ミラー『魂の殺人——親は子どもに何をしたか』山下公子訳、新曜社、一九八三年
D・リチャード・ローズ+トニー・ウォード『性犯罪からの離脱——「良き人生モデル」がひらく可能性』津富宏+山本麻奈監訳、日本評論社、二〇一四年
L・M・ナジャヴィッツ『トラウマとアディクションからの回復——ベストな自分を見つけるための方法』近藤あゆみ・松本俊彦監訳、浅田仁子訳、金剛出版、二〇二〇年

信田さよ子「日本におけるDV加害者更生プログラムの試行的実施について」『日本臨床心理士雑誌』一三巻三号（二〇〇四）、日本臨床心理士会、三九―四二頁
信田さよ子「DV加害者における被害者性」（「認知行動療法を用いたDV加害者臨床の実際と可能性――DV加害者へのアプローチから学ぶ」平成18年度東京ウィメンズプラザDV防止等民間活動助成対象事業）（二〇〇七）、RRP研究会、四五―四九頁
信田さよ子『加害者は変われるか？――DVと虐待をみつめながら』筑摩書房、二〇〇八年
信田さよ子『家族と国家は共謀する――サバイバルからレジスタンスへ』角川新書、二〇二一年
大嶋栄子『生き延びるためのアディクション――嵐の後を生きる「彼女たち」へのソーシャルワーク』金剛出版、二〇一九年
廣井亮一編『加害者臨床』日本評論社、二〇一二年
「配偶者等に対する暴力の加害者更生に係る実態調査研究事業報告書」、内閣府男女共同参画局、二〇一六年
「配偶者等からの暴力の被害者支援における危険度判定に基づく加害者対応に関する調査研究事業　報告書」、内閣府男女共同参画局、二〇一九年
草柳和之『ドメスティック・バイオレンス――男性加害者の暴力克服の試み』岩波書店、一九九九年
草柳和之『DV加害男性への心理臨床の試み――脱暴力プログラムの新展開』新水社、二〇〇四年
NPO法人リスペクトフルリレーションシップ・プログラム研究会（RRP研究会）編著『DV加害者プログラム・マニュアル』金剛出版、二〇二〇年
中村正「男たちの「暴力神話」と脱暴力臨床論――家庭内暴力の加害者心理の理解をもとにして」『子どもの虐待とネグレクト』二二巻一号（二〇二〇）、一般社団法人日本子どもの虐待防止学会、五〇―五六頁
上野千鶴子『生き延びるための思想――ジェンダー平等の罠』岩波書店、二〇〇六年
與那覇潤『帝国の残影――兵士・小津安二郎の昭和史』NTT出版、二〇一一年

## 「未完の家族」と摂食障害

わたしがいつからエゴン・シーレの絵に惹かれるようになったのか、思い出しても定かではない。ただ彼の絵を初めて見た瞬間、ああこれは摂食障害の世界だ、そう思ったことを覚えている。

### 摂食障害との出会い

大学院時代のわたしは、児童学を専攻していた。三歳児の集団活動にかかわりながら、一九六〇年代末のあの時代、どこか手ごたえの無さを感じていた。ベトナム戦争の激化、北爆、大学授業料値上げ反対、全学ストといった政治の波は女子大にもおよび、林立する立て看板の間を縫って授業に出る毎日だった。

一九七〇年代初頭、心理職としてのわたしのスタートが精神科病院だったのは子どもを対象にする世界への反発もあった。そこは、当時数少ないアルコール依存症の治療に熱心な病院だった。

ある日、二四歳だったわたしに、ひとりの精神科医が興奮気味に言った。「信田さん、ぜったい見といたほうがいいよ、あれがアノレクシア・ネルボーザだから」。まるで動物園でパンダを見物するみたいに彼は興奮していた。神経性食思不振症というのがその訳である。慢性アルコール中毒の男性ばっかりの病棟の隣に、新規入院者の女性病棟があった。その片隅で、二二歳の彼女はベッドに腰をかけていた。まるで案山子《かかし》がパジャマを着たような姿で、こちらを向いた。肉の落ちた頬なのに、あごは不自然に張り出し、挑むように見つめる目だけが黒く獰猛だった。

そのときのわたしに湧きあがったものと、エゴン・シーレの絵を見た瞬間に感じたものは重なる。枯れ木のように今にも折れそうな体躯と、傲然として見る者を睥睨《へいげい》するかのようなまなざしが目の前に共存している姿に、わたしは惹きつけられてしまったのだ。

## ひとりの女性のこと

その後精神科医療を離れ、一九八〇年代半ばからアディクション中心の相談機関に勤めることになったわたしは、一気に広がりを見せてきた摂食障害者（男性も含む）とその家族へのカウンセリングにかかわるようになった。多彩な症状を呈する摂食障害だが、過食・嘔吐の習慣化は食費の増大と吐物の処理が副次的問題となり、拒食（嘔吐を伴う場合もある）によって生じる体重減少は時に生命危機に至ることもある。後者は最終的には医療の関与が必要になるので、体重が三〇キロを割ったら、カウンセリングより医療機関の受診を優先するように勧めることにしていた。しかし現実はなかなかすんなりと行かないことのほうが多かった。

ひとりの摂食障害の女性（二九歳）のことを今でも思い出す。彼女はカウンセリングのたびに、明るい声で「三二キロあります」と宣言した。目の前の姿はどう見ても二八キロ前後にしか見えないのに。それはどこか「断酒してもう三週間経ちます」と酒臭い息で語るアルコール依存症者に似ていた。

八月の猛暑日の昼過ぎ、彼女はひとりの若い男性に背負われて来談した。受付の事務員が驚いて事情を聴くと、待合室の椅子に横たわりペットボトルの水を飲みながらこう語った。

「地下鉄の駅を降りて、日傘もささずに明治通りを歩いていたら頭がふらっとしたんです。そこを通りがかったこの男性が『だいじょうぶですか？』と手を貸してくれたので、行先を告げたらおんぶして、ここまで連れてきてくれたんです」

何も知らない人が、炎天下でふらついている彼女を見かけたら間違いなく手を貸そうとするだろう、それくらい痩せが目立つ彼女は、なぜか大き目でブカブカのTシャツを着ているのだった。親切なその男性は、汗まみれになりながら安心したように戻っていった。椅子に横になって事の顚末を語る彼女の表情に浮かんでいたのは、苦しさではなく勝ち誇った満足感だった。痩せこけた身体で炎天下をよろよろと歩いてカウンセリングにやってくることそのものが彼女にとっての戦いであり、到着できたことは勝利を意味した。

## 身体という主戦場

いったいそれは何との戦いなのだろう。彼女が戦っていたのは自らの身体であり、身体こそ彼女にとっての「主戦場」だった。女性ばかりではない、男性の摂食障害者も同じだ。突き上げるような食欲を征服し食べないでいること、指でつまめるようなあらゆる肉を削ぎ落していくこと、それが戦いなのだ。朝から晩まで戦いは続く。武器はカロリー計算である。脳内にインストールされた精密なカロリー表によって、あらゆる食物は瞬時に数値化される。パン屋に並べられたさまざまな種類のパンが、全部カロリー値に変換されて目に入る。こうして極度に制限されたカロリー摂取によって体重が減少すればするほど、食欲や肉体との戦いの勝利は証明される。

街角やプールで見かける極限まで細くなった体躯の人たちは、我々一般人を傲然と見下ろしているのだ。戦いを放棄した自堕落な存在は肉の塊でしかない、そう思っているに違いない。病棟で見かけた女性や二八キロで炎天下を歩く女性たちが味わっているのは、常識的生命観を超えたところに生まれる快楽の存在だ。それは果たして病理なのだろうか。「病」といった表現を超える世界に、わたしは圧倒される。戦いは死と隣り合わせであるからこそ、ときに崇高ですらある。エゴン・シーレの描く身体は、わたしが直面してきた摂食障害の世界を現前化させて示すものである。

## 表紙を飾った三枚の絵

一九九三年、わたしは知人といっしょに渋谷のBunkamuraザ・ミュージアムで開催された日本初のエゴン・シーレ展を見に行った。初めて知る作品もあったので時間を掛けて見ていたのだが、同行した知人はもともとクリムトのファンだったせいか、途中で気分が悪くなったと言って先に退出してしまった。いっぽうのわたしは、帰宅後も興奮さめやらず、会場で購入した分厚いパンフレットの絵を何度も見直したのだった。

当時四七歳だった私は、自分の描いた文章が本になり出版される日が来るなど想像もしていなかったが、その後いくつかの幸運が重なり、五〇歳から現在に至るまで多くの本を出版することとなった。そのうちの三冊の表紙の装丁に、シーレの三つの作品を選んでいる。順にその三冊を紹介しよう。

## 1

一九九五年にカウンセリング機関を立ち上げたわたしは、精神科医療と明快に分離した存在である開業カウンセリング機関を基礎づけるために、どうしても本を書かねばと思っていた。存在基盤の理論化をと意気込んだ一冊が『アディクションアプローチ――もうひとつの家族援助論』（医学書院、一九九九）である。伴走してくれた担当編集者と表紙のデザインを相談しているときに、ふっと一枚の絵が浮かんだ。それがシーレの《母と子》（一九一二）だった。母に抱かれている幼児の瞳孔は驚愕したかのように見開かれている。それまで見たこともないあの母子像は、九三年の展覧会以降ずっとわたしの記憶の深部に残り続けていたに違いない。当時から現在に至るまであらゆる母子像は平和と愛の象徴であり続けているが、シーレの絵の子どもは無表情な母に抱かれながら恐怖に慄いているのだ。

完成した本を手に取ったわたしは、思わず唸った。濃いえんじ色の中央に、まるで小窓のように

《母と子》が印刷されていたからだ。色彩の対比に加え、絵の大きさが絶妙だった。

家族にまつわるそれまでの常識を転換させなければ有効な介入も援助もできないという思いを込めた一冊の表紙としてあの絵ほどふさわしいものはないという思いは、今でも変わらない。

## 2

その三年後、二〇〇二年に同じく医学書院から『DVと虐待――「家族の暴力」に援助者ができること』を出版した。表紙には、シーレの《家族》(一九一八)が白い地の色に黒く浮かび上がっている。次にそのあとがきを引用する。


表紙の絵を見た瞬間なにを感じられただろうか。同じ医学書院からわたしが一九九九年に出版した『アディクションアプローチ』につづき、今回も表紙はエゴン・シーレの作品で飾った。

この作品の由来を述べておこう。一九一八年に描かれたこの絵はシーレの最後の重要な作品である。もともとは「うずくまる一組の男女」と題されており、子どもはそこには描かれてはいなかった。男はシーレ本人であるが、どうも女性像は妻ではないらしい。妻の妊娠を知ったシーレが急遽子ども像をそこに書き加えたものと考えられている。その年はシーレの亡くなった年でもある。

わたしはエゴン・シーレの絵が好きだ。多くの彼の絵には、まるで摂食障害者のような体躯の人物ばかりが描かれている。挑むような視線、形骸だけの肉体、そして装飾を削ぎ落したかのような表情の人物像は、まるで彼が二一世紀の未来をすでに予見していたかのような錯覚におちいらせる。

その系譜のなかで、この作品は例外的といえよう。シーレにしては穏やかで明るく、見方によってはコミカルとすら感じられる。これを表紙とすることに、わたしはいったんは迷った。なぜなら本書の題名とあまりにフィットしすぎるのではないかと思ったからだ。また逆に、他のシーレの愛好者からは、暴力をあつかった本の表紙に作品をもちいることに反感が起きるのではないかという危惧もあった。

しかしこの絵の成り立ちを読んだとき、迷わず表紙の絵としてこれを選ぶことにした。

この絵に描かれた子どもは実際には存在しなかった。というのは不正確だろう。シーレの妻がこの子どもを身ごもったのは事実だからだ。しかし彼女は妊娠6か月で死亡してしまった。死因は、当時ウィーンに大流行したスペイン風邪に感染したからだ。妻と、生まれるはずだった子どもを失ったことを悲しむいとまもなく、その3日後にシーレも妻の後を追うように同じスペイン風邪で死亡した。シーレ、妻、そしてこの世に誕生することのなかった子どもの死後、この絵はあらためて「家族」と名づけられることになったのだ。

シーレ自身の私生活は奔放なものだったらしい。複数の女性と暮らし、実母を憎んだという。この絵も、シーレ、妻以外の女性、そして妻から生まれてくるはずの描き足された子どもで構成されている。およそ家族からほど遠い3人ではないか。みずからの死後、この絵のメインタイトルが「家族」と名付けられたことを、もしシーレが知ったらどう思っただろうか。

しかし、シーレと妻のあまりに唐突な死を知ったときに、わたしはあらためてこの絵に見入ってしまった。上に述べたような背景がありながら、それでもやはりこの絵は希望に満ちているように見える。たとえばこの描き加えられた子どもの表情を見てみよう。『アディクションアプローチ』の表紙にある凍りついたような瞳の子どもの顔と、この絵のいかにも子どもらしい顔とはあまりに対照的ではないか。

親になること、そして家族を作って生きていくことへの希望、そのようなものがシーレにあったのではないかとわたしは思う。もしも病に斃れることがなかったら、この絵のような家族をシーレは形成していたかもしれない。結果としてこの絵は、シーレの「未完の家族」が描かれたことになった。

あらゆる家族は、ほのかな希望の気配をふりまきながらも、いつもそれは幻に終わる。そんな苦い思いを、わたしはこの絵を見ながら噛みしめる。


以上が二〇年以上前に書いた「あとがき」だが、あまり古びた感じがしない。

ここで当時の時代的背景を説明しよう。二一世紀初頭、日本では遅まきながら子ども虐待とDV（ドメスティック・バイオレンス）を防止するための法律が成立した。二〇〇〇年に子どもの虐待等の防止法が、翌二〇〇一年にはいわゆるDV防止法が制定されたのである。言い換えると、それまで法的には家族の暴力などなかったことになる。親のしつけや体罰はあっても、夫が生意気な妻に手を上げることはあっても、それは家族ゆえの愛情によるものであり、暴力とは呼ばれなかったからだ。アメリカに遅れること二〇年、韓国よりも遅れて、家族の暴力が法的に承認され、なおかつ防止する義務が明確にされたのである。あくまで防止法であり、禁止法ではないことの問題点は残ったが、当時この二つの法律が制定された意義は、強調してもしすぎることはなかったと思う。

この本は一年半ほどかけて執筆したものだが、当時の日本では、DV（ドメスティック・バイオレンス）と子どもの虐待はまったく別ものであるとされていた。縦割り行政の中で、所轄官庁も関係機関も相互に連携することなど想定もされていなかった。

そんな状況にあってDVと虐待をひとくくりにして「家族の暴力」と総称することは、大げさに言えば革命的なことだったのである。あれから二〇年経った今でも、残念ながら現状はそれほど変化していない。それでもDVという言葉が日常語のひとつとなり、子ども虐待は珍しくないと考えられるようになったことは大きい。

3

三冊目は、さらに一二年経った二〇一四年の翻訳本だ。その表紙に登場するのがシーレの《ひまわりII》（一九〇九）である。二〇〇三年からわたしは、DV加害者更生プログラムに関する内閣府のワーキングチームの一員となり、カナダへの視察や東京都主催の試行プログラム実施にかかわることになった。現在に至るいわゆる「加害者臨床」への関与の開始である。

しばしば誤解されるが、加害者臨床とは加害者の支援ではないし、治療でもない。あくまで再犯防止・再発防止を図るものであり、DV被害者支援の一環として実施されるものだ。

DVと虐待を「家族の暴力」として総称することが革命的だったように、ずっと被害者支援を標榜してきたわたしが加害者プログラムにかかわることは、二〇〇〇年代のDV関係者には少し波紋を呼んだようだ。でも、逃げるしか方法がないというのはあまりに悲劇的ではないだろうか。残念ながら現在でも公的なDV被害者支援の中心は、シェルターに被害者を逃がす（被害者保護）ことである。結果的に加害者は何の罰も受けず、社会的経済的損失はなく、被害者（と子ども）がすべてを失って命からがら逃げ続けるという不平等・非対称な現実のままなのである。

性犯罪に関する法律にもみられるが、主たる加害者（犯罪者）が男性である性暴力・DVについての加害者処罰については国の姿勢は及び腰のままである。DV加害者プログラムに関しても、内閣府は二〇年もの間公的な実施には言及していない。諸外国に比べて著しく遅れをとっているDV加害者プログラムだが、NPO法人主催で一五年間継続実施してきた。その一環として、オーストラリアにおける加害者プログラムを紹介することにも傾注し、翻訳も行った。

かなりわかりにくい英語だったので苦労しながら四年あまりをかけて訳出したのが『加害者臨床の可能性　DV・虐待・性暴力被害者に責任をとるために』である。編集者が「表紙はエゴン・シーレでいきましょう」と提案してくれたのが、何よりうれしかった。白い表紙の左三分の一の位置に、柱のようにすっくと立ったひまわりは、触れば今にもバラバラに砕けそうに枯れ果てている。しかし、その強靭さは、冒頭で述べた摂食障害の女性たちのまなざしと同じだ。植物なのにまるで人のようにも見える姿は、難産の末に誕生した一冊を飾るのにふさわしいと思われた。

## おわりに

すでにおわかりのように、わたしには、エゴン・シーレの絵から時代を、さらには個人の病理を読み解くという意図はまったくない。摂食障害との結び付きも、あくまでわたし個人が受け取った感動から始まった考察に過ぎない。

ただ、ひとつだけ確かなことは、カウンセラーであるわたしが絶えず戦ってきたということだ。うぬぼれすぎかもしれないが、援助の在り方や家族や親子をめぐる常識、そして意志の力への信頼という心理職が前提とするものすべてに対して、挑戦してきたような気がする。それを本にまとめて出版する機会が与えられたことが、どれほど幸運で恵まれたことだったろう。そして、その中の三冊の表紙に、エゴン・シーレを選んだことは、決して偶然ではない。摂食障害のひとたちの戦いと、シーレの絵の破壊的なほどの戦闘性、そしてわたしの戦い、この三つは重なっていると思うからだ。

二八歳という若さのシーレの命を奪ったのが、スペイン風邪と呼ばれたパンデミックだった。そのエゴン・シーレの絵が、約一〇〇年後に、同じくパンデミックに襲われた二〇二三年の日本で多くの人々の目に触れることとなる、その意味を改めて考えさせられている。

## 参考文献

Jean-Louis Gaillmin,(2005)Egon Schiele Narcisse corch ＝千足伸行監修、遠藤ゆかり訳『エゴン・シーレ　傷を負ったナルシス』創元社、二〇一〇年
Jenkins, A (1990) Invitations tc Responsibility:The therapeutic engagement of men who are violent and abusive ＝高野嘉之・信田さよ子訳『加害者臨床の可能性――ＤＶ・虐待・性暴力被害者に責任をとるために』日本評論社、二〇一四年

# あとがき

カウンセラーとして多くの来談者とお会いするかたわら、何冊もの本を執筆してきた。そのように自分を駆り立ててきたものは、絶えず自己更新しなければならない、リニューアルしなければならないという衝迫であった。それこそが資本主義の本体じゃないかと笑われてしまうかもしれないが。

仕事の傍ら講演する機会も多い。毎回聴衆は入れ替っているはずなのに、一年前、時には一か月前の講演と同じ話はしないようにしている。「信田さんも進歩がないね」と批判されるのではないかと思うからだ。話し方や内容をわずかでもリニューアルしなければと工夫する。

読者や聴衆からの鋭い批判を内在化しているように見えて、飽きっぽいだけなのかもしれない。同じ言葉を使い、同じ考えを伝え続けることにすぐ飽きてしまって、つまらなくなる。なぜ飽きるのか。同じことを繰り返し語ったり書いたりすることは退屈そのもので、しかも恥ずかしいのだ。こうした駆り立てられるような自己衝迫を生きることは、実はアディクションの構造そのものなのである。

そんな飽きっぽい私が、飽きることなく約半世紀もかかわり続けてこられたのは、アディクションという主題が、私のアディクション（自己更新への衝迫）の対象として十分だったことを表している。精神医学や臨床心理学ではずっとマージナルな領域であり続け、疾病かどうかもあやふやで、当事者と専門家の棲み分けも微妙だ。数え上げればきりがないほど、アディクションは不定形でわけがわからないところがある。だからこそ決して主流や中心に位置づくことはない。辺境ゆえの自由と多様性が保障されているので、私はアディクションに飽きることはなかったのだ。

本書はアディクションと暴力という二つの柱によって構成され、それを支える土台はさらに二つの要素から成る。ひとつは、七〇年代からアルコール依存症をはじめとするアディクションにかかわり続けてきた私の臨床経験であり、もうひとつの土台が家族という問題系である。アディクションがどれほど家族に影響するかが徐々に明らかになるにつれて、暴力（DVや虐待など）の問題が浮上してきた。日本における家族の暴力の原点は、アディクション（アルコール依存症）の家族にあったと言ってもかまわないだろう。

この一五年間、日本はいくつもの厄災に襲われた。それらに翻弄されながら書いた文章も含めて本書をお読みいただくと二つの柱、二つの土台が浮かび上ってくるだろう。厳密な意味で学術的な論文とは言えないかもしれないが、このような書き方によってしか伝わらないものもある。明晰に語れないこと、分けられないこと、定義できないことにこだわろうとすれば、本書のような論述しか残されていなかった。

このところ、援助の世界はスキルや方法論が求められがちである。もちろんそのような要請に沿って仕事をすることもあるが、どうにも性に合わない。暴力の問題も、加害・被害という二分法を振りかざすことへの深い抵抗がいまだに残っている。はっきりと分けて言い切ることへの不安が付きまとうのは、それが自己完結的な世界につながる気がするからだろう。

自己完結と私のアディクションともいえる自己更新とは、対極に位置する。いつも自己更新の余地を残しておかないと、たぶん私は息ができなくなってしまうのだ。本書をとおして、そんな私の軌跡の一端に触れていただければ幸いだ。

本書を企画してくださり刊行まで息長くお付き合いいただいたのは、青土社の編集者である菱沼達也さんである。コロナ禍と大きな震災を経て、やっと刊行に漕ぎつけられたのも、ひとえに菱沼さんのおかげだ。心より感謝したい。

ありがとうございました。

底冷えのする夜、能登半島に思いを馳せながら

二〇二四年一月　信田さよ子

# 初出一覧

*すべての論考に大幅な加筆・修正をしています

まえがき（書き下ろし）

## 聴く、見つめる、手を伸ばす

訪れる痛みと与える痛み（『現代思想』二〇一一年八月号）
なかったかのように（『現代思想』（imago）二〇一六年四月臨時増刊号）
ギャンブル障害と家族の支援（『こころの科学』二〇一九年五月号）
家族の暴力における「秘密と嘘」（『こころの科学』二〇二〇年九月号）
『息もできない』――国家の暴力・家族の暴力（『現代思想』二〇一八年三月臨時増刊号）
ヤングケアラーとアダルト・チルドレン（『現代思想』二〇二二年一一月号）

## 家族とは何か

「生存戦略」としての依存症（『現代思想』二〇一〇年一二月号）
自分自身が抱える問題で精いっぱいの親たち（『児童心理』二〇一四年四月号）
丸山豊『月白の道』――オロオロ歩きながらトラウマについて考える（『現代思想』二〇二〇年九月臨時増刊号）
「家族の暴力」はなぜ繰り返されるのか――〝閉ざされた空間〟に潜む病理に、専門家が提示する克服への処方箋（『潮』二〇一九年九月号）
家族内暴力の構造を考える（初出タイトル「ドメスティック・バイオレンス」『群像』二〇二〇年一一月号）

## 〈援助〉という思想

グローバル化する精神医療――辺境から眺める（『現代思想』二〇一四年五月号）
精神医療からの逃走（『現代思想』二〇一六年九月号）
突然頭痛に襲われた――『チチカット・フォーリーズ』について（『ユリイカ』二〇二一年一二月号）
DV加害者プログラムの実践経験から（『現代思想』二〇二二年七月号）
「未完の家族」と摂食障害（『ユリイカ』二〇二三年二月号）

著者　信田さよ子（のぶた・さよこ）

1946年岐阜県生まれ。公認心理師・臨床心理士、原宿カウンセリングセンター顧問、公益社団法人日本公認心理師協会会長。お茶の水女子大学大学院修士課程修了。駒木野病院勤務、嗜癖問題臨床研究所付属原宿相談室室長を経て、1995年原宿カウンセリングセンターを設立。アルコール依存症、摂食障害、ひきこもりに悩む人やその家族、ドメスティック・バイオレンス、児童虐待、性暴力、各種ハラスメントの加害者・被害者へのカウンセリングを行ってきた。著書に、『母が重くてたまらない』『さよなら、お母さん』『家族のゆくえは金しだい』（いずれも春秋社）、『カウンセラーは何を見ているか』（医学書院）、『依存症臨床論』（青土社）、『アダルト・チルドレン』（学芸みらい社）、『家族と国家は共謀する』（角川新書）、『タフラブ 絆を手放す生き方』（dZERO）、『共依存』（朝日文庫）、『家族と厄災』（生きのびるブックス）などがある。

# 暴力とアディクション

2024年3月 5 日　第1刷発行
2024年4月30日　第2刷発行

著者――信田さよ子

発行人――清水一人
発行所――青土社

〒101-0051　東京都千代田区神田神保町1-29　市瀬ビル
［電話］03-3291-9831（編集）　03-3294-7829（営業）
［振替］00190-7-192955

印刷・製本――シナノ印刷

装幀――水戸部 功


ISBN978-4-7917-7617-7